AF403294

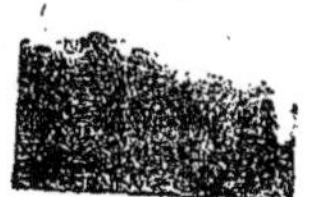

DE
LA RÉSECTION

DES

EXTRÉMITÉS ARTICULAIRES

DES OS.

PAR J. V. GERDY,

Docteur en Médecine, ancien Interne et Lauréat des Hôpitaux de Paris,
Lauréat de l'École pratique de la Faculté de Médecine.

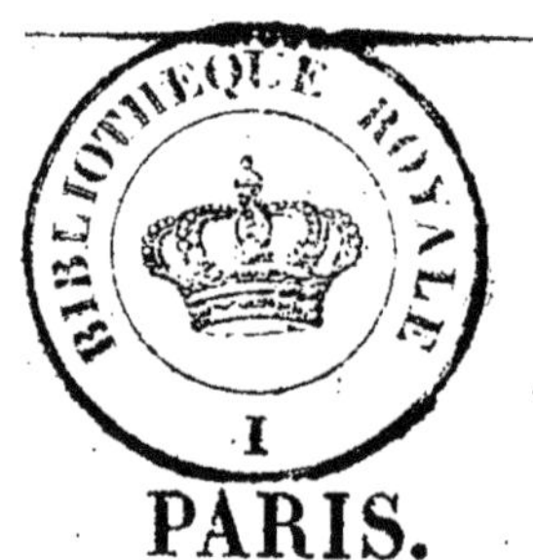

PARIS.

BÉCHET JEUNE, LIBRAIRE,
PLACE DE L'ÉCOLE-DE-MÉDECINE, 4.

1839

Paris. — Imprimerie et Fonderie de Rignoux, rue des Francs-Bourgeois-Saint-Michel, 8.

DE
LA RÉSECTION
DES
EXTRÉMITÉS ARTICULAIRES
DES OS.

CONSIDÉRATIONS PRÉLIMINAIRES.

D'après les termes de la question que je vais traiter, il s'agira seulement, dans ce travail, *de la résection des extrémités articulaires des os*; opération qui consiste à *retrancher, dans une plus ou moins grande étendue, l'extrémité articulaire d'un ou de plusieurs des os contigus dans une jointure.* Pour ne point sortir de mon sujet, déjà bien assez étendu et assez difficile par lui-même, je ne devrai point m'occuper des opérations qui se pratiquent sur la continuité des os, sans intéresser leurs extrémités articulaires, sans changer leurs rapports avec les os voisins; je ne devrai point m'occuper de celles qui ont pour but de retrancher un os dans toute son étendue, comme la mâchoire inférieure, la clavicule, le radius, les métacarpiens et les métatarsiens, que M. le professeur Roux a eu le premier l'heureuse idée d'enlever, en conservant les doigts qui leur correspondent.

1

Je ne dois pas non plus m'occuper de celles qui retran-
chent en totalité un membre ou une partie d'un
membre, de celles, enfin, qui, comme la section du
pubis, proposée et même appliquée pour certains
cas d'accouchements, détruisent momentanément la
continuité des os, sans en retrancher les fragments.
D'ailleurs, il ne saurait entrer dans mon sujet de parler des pertes de substances que l'art fait éprouver
aux os dans les articulations immobiles, comme les
sutures du crâne : l'usage, ainsi que le raisonnement,
écartent, en effet, ces opérations, que trop de différences séparent de celles dont j'ai à faire l'histoire.

Ainsi circonscrit, le plan de mon travail est encore,
ai-je dit, bien assez vaste. Depuis que la chirurgie mo-
derne a fécondé cette idée, perdue dans les livres anciens, un si grand nombre de résections articulaires
ont été faites par une foule de chirurgiens, sur tous les
points du globe, que c'est vraiment aujourd'hui chose
impossible de rassembler, dans les dix jours qui nous
sont accordés (1), tous les faits épars dans les journaux
scientifiques, dans les mémoires des Sociétés savantes,
dans les publications de chaque jour. Cependant, lorsqu'il s'agit d'éclairer un sujet sur lequel les maîtres de
l'art sont loin d'être d'accord, et qui présente tant de
questions à résoudre, ce n'est qu'avec des faits que
l'on peut espérer d'y parvenir. Il faudrait pouvoir

---

(1) Cet ouvrage a été présenté comme thèse au Concours
de l'agrégation de la Faculté de médecine de Paris.

grouper en faisceau toutes les tentatives heureuses ou malheureuses des chirurgiens dans cette voie nouvelle, pour de là faire jaillir la lumière. La méthode des résections est-elle, en général, une grande conquête de l'art, et dont l'humanité ait eu jusqu'à présent lieu de s'applaudir, ou bien n'est-elle réellement utile que pour un petit nombre de jointures, et dans des circonstances peu nombreuses ? Quelles sont les résections dont le danger est moins grave que celui des opérations rivales, c'est-à-dire, des amputations praticables dans les mêmes cas ? En est-il qui présentent, au contraire, plus de dangers, moins de chances de succès ? Le succès admis, quelles sont les résections dont les résultats présentent, somme toute, de plus grands avantages que ceux des amputations ? Quels sont les cas morbides dans lesquels on doit laisser agir la nature, ceux où l'art doit intervenir ; et alors, eu égard à la nature des maladies, dans quels cas doit-on préférer la résection, dans quels cas l'amputation ? Quelles sont les circonstances dans lesquelles l'une ou l'autre est nécessairement indiquée, et n'admet pas la possibilité du choix ? Enfin, la convenance de la résection étant établie, à quelle époque de la maladie doit-elle être appliquée ? comment doit-elle être faite ? Autant de questions qui ne peuvent être résolues que par l'expérience raisonnée, c'est-à-dire par l'examen comparatif des résultats obtenus, non pas seulement dans un lieu, dans telles circonstances déterminées, par l'emploi de telle méthode, mais dans tous les lieux, par toutes les méthodes, dans toutes les circonstances où on y a eu recours.

On conçoit combien une pareille solution est embarrassante, et je puis dire, non pas seulement fort difficile, mais impossible à donner d'une manière absolue. Lors même que le peu de temps qui m'est accordé me permettrait de rassembler tous les cas de résection jusqu'à présent publiés, ne serais-je pas encore obligé de rester dans le doute sur beaucoup de points? En effet, si tant de questions sont encore en débat, relativement aux amputations que l'on pratique depuis si longtemps, comment pourrait-on espérer d'introduire une précision mathématique dans l'histoire des résections, qui ne sont que d'hier ?

Ne faudrait-il pas d'abord connaître toute la somme comparative des succès et des revers dans chaque espèce de résection? Or, cela n'est pas possible, on le sait. Si les cas de guérison ont été généralement publiés, il n'en est plus de même des résultats funestes ; car, en général, on aime mieux être l'historien de ses triomphes que de ses revers ; et malheureusement la bonne foi ne préside pas toujours aux travaux de la science. D'ailleurs, ne faudrait-il pas aussi savoir exactement toutes les circonstances de temps, de lieu, de personnes, dans lesquelles les opérations ont été pratiquées, toutes les circonstances de ces opérations, et toutes les conséquences immédiates ou éloignées qu'elles ont produites? Eh bien, sur ce point encore, les données nous manquent, car beaucoup d'observations sont trop incomplétement rapportées pour pouvoir éclairer le sujet. Et ce sont aussi surtout les cas de terminaisons fâcheuses, sur lesquels, en général, on a le moins fourni de renseignements; comme s'il n'était pas aussi important de savoir par quelles causes probables, par quelle série d'accidents certains, les opérés ont été conduits au tombeau, que de connaître les circonstances qui ont accompagné ou suivi leur guérison. Ainsi donc, les éléments des divers problèmes soulevés par cette question, n'existant pas dans la science, on ne doit pas s'attendre à trouver dans mon travail des certitudes impossibles, au moins sur beaucoup de points; et sur plusieurs c'est à peine si l'on peut établir des probabilités.

Quoi qu'il en soit, voulant au moins réunir des matériaux qui puissent jeter quelque lumière sur le sujet, et servir plus tard à des applications utiles et plus assurées, je me suis attaché à recueillir le plus grand nombre de faits qu'il m'a été possible. D'après les motifs que j'ai indiqués tout à l'heure, j'ai cru devoir, tout en les abrégeant, rapporter, avec les détails qui m'ont semblé importants, tous les faits qui ont été publiés avec des développements plus ou moins étendus, parce que cela me paraît être le seul moyen d'arriver à des déductions de quelque valeur. D'ailleurs, cette marche présente un grand avantage dans un sujet aussi neuf encore, et lorsqu'il s'agit d'un genre d'opérations assez rarement pratiquées pour que très-peu de personnes puissent avoir acquis, par leur expérience ou leur observation personnelle sur ce point, des connaissances un peu étendues. Les observations, en effet, en éclairant la question sous toutes ses faces et dans tous ses détails, fournissent un véritable enseignement clinique qui me paraît, ici surtout, d'une grande utilité. D'ailleurs, j'ai jugé convenable de les placer en tête de mon travail, et d'en former ainsi une division séparée, parce qu'elles auraient embarrassé ma marche dans l'histoire dogmatique des résections, et parce que cette histoire dogmatique sera en partie déduite de la connaissance préliminaire des faits. Plusieurs ordres pouvaient être adoptés pour ranger ces observations : il m'a paru plus avantageux de les classer d'après les maladies qui ont donné lieu à l'opération, cet ordre laissant mieux sentir les analogies qui résultent de la similitude des cas.

PREMIÈRE PARTIE.

OBSERVATIONS SUR LES RÉSECTIONS ARTICULAIRES.

RÉSECTIONS NÉCESSITÉES PAR DES TUMEURS BLANCHES ET LA CARIE DES JOINTURES.

Je commencerai par la première observation connue, celle qui a signalé aux chirurgiens la possibilité et l'utilité des résections articulaires. Je ne rapporte pas l'observation de Thomas, que l'on trouvera assez longuement détaillée dans le mémoire de

Sabatier sur ce sujet (*Mémoires de l'Institut*, t. v), parce que le chirurgien n'a pas fait une résection; il a seulement aidé la sortie de l'extrémité de l'humérus séparée du reste par la maladie.

Obs. Iʳᵉ. — *Résection de la tête de l'humérus cariée. Guérison. Reproduction d'une partie de l'os.*

« Un jeune homme, âgé de quatorze ans et scrofuleux, entra dans l'hôpital de Manchester, le 6 avril 1768. Quinze jours auparavant, il avait été saisi subitement d'une violente inflammation à l'épaule gauche, avec disposition gangréneuse. Il en était résulté un large abcès, qu'on avait ouvert avec l'instrument tranchant. L'ulcère était situé près de l'aisselle, vers le bord du pectoral. En y introduisant le doigt, on sentait que toute la tête de l'humérus était cariée et la capsule détruite. Le pus, qui était très-âcre, s'était introduit dans le tissu cellulaire, et avait produit audessous de l'acromion un autre ulcère fistuleux, à travers lequel on pouvait toucher la tête de l'humérus. Le reste du membre était tuméfié. Le malade souffrait beaucoup, était fort maigre, et avait une fièvre hectique. Il n'était certainement pas en état de supporter l'amputation du bras dans l'article. C'est pourquoi on se détermina à lui pratiquer, le 14 avril, l'opération suivante. On fit une incision qui commençait à l'ulcère fistuleux situé au-dessous de l'acromion, et on la conduisit jusqu'au milieu du bras, ce qui mit l'os complétement à découvert. Alors, saisissant

le coude, on fit sortir la tête de l'humérus hors de sa
cavité et à travers la plaie ; on la saisit de la main
gauche et on la scia, ayant eu la précaution d'appliquer un carton entre l'os et les chairs. Il n'y eut
point d'hémorrhagie, et le malade, pendant toute l'o-
pération, ne perdit pas plus de deux onces de sang.
Il dormit assez tranquillement pendant toute la nuit ;
la suppuration diminua de jour en jour ; le gonflement
cessa, l'appétit revint, et la fièvre disparut. Au bout
de cinq à six semaines, on aperçut que la portion de
l'humérus d'où l'on avait fait la résection acquérait
de la fermeté, en sorte que le malade pouvait se servir de sa main pour soulever un poids assez considérable. On fit ensuite l'extraction d'une pièce d'os qui
s'était détachée des parties saines. La plaie alors entra
en voie de guérison, et le malade sortit de l'hôpital
le 15 août, très-bien portant. En comparant le bras
opéré avec celui du côté sain, on n'y trouva guère
plus d'un pouce de différence, quant à la longueur.
La seule incommodité que ce jeune homme éprouve
est de ne pouvoir élever son bras ; mais, du reste, il
s'en sert très-bien : sa forme extérieure n'est point altérée, et en l'examinant à l'œil et au toucher, on est
porté à croire que la tête, le col, et une portion du
corps de l'os se sont régénérés. On n'a fait usage pendant la cure ni d'attelles, ni de machines, ni d'aucun
bandage particulier pour tenir le membre dans une
situation permanente. Les deux pièces d'os qui ont
été extraites, l'une avec la scie, et l'autre avec des
pinces, forment un total de quatre à cinq pouces de

longueur» (Obs. de White, dans *Méd. opérat.* de Lassus, t. II, p. 501).

Obs. II. — Une opération semblable, pratiquée par Orred, est mentionnée dans les *Transactions philosophiques*, année 1779, p. 477, où l'on renvoie à l'observation de White, à cause de l'analogie des deux faits.

Le beau résultat obtenu par White, malgré l'imperfection du procédé opératoire, était de nature à exciter l'émulation des chirurgiens. Cependant il a trouvé d'abord peu d'imitateurs. L'observation suivante présente des conséquences semblables : la conservation de la plus grande partie des mouvements du membre et de ses fonctions.

Obs. III. — *Carie de la tête de l'humérus. Résection. Guérison.*

«Une jeune fille avait, depuis près de trois ans, une maladie de l'épaule droite, autour de laquelle existaient plusieurs fistules conduisant à une carie de la tête de l'humérus, lorsqu'elle consulta Bent, en octobre 1771. Il fit une incision qu'il commença à l'une des ouvertures supérieures, auprès de la clavicule, et qu'il continua jusqu'à l'attache du grand pectoral. Cette incision étant trop petite et ne permettant pas d'arriver jusqu'à la tête de l'os, il sépara une portion du muscle deltoïde à l'endroit de ses attaches à la clavicule. Il en sépara également une autre à l'endroit où ce muscle se fixe à l'humérus, et il se procura ainsi la liberté de parvenir au dedans de la jointure, dont le ligament capsulaire était fort épaissi, et assujettissait la tête de l'os du bras à l'omoplate, d'une manière très-ferme. Cette circonstance empêcha que la tête de l'humérus pût sortir de la cavité de l'omoplate, après que la capsule eut été ouverte, quoique l'on portât le coude en arrière. Bent fut obligé de couper cette capsule presque tout autour, et, après avoir fait sortir l'humérus au-devant du grand pectoral, il scia la portion de cet os qui était dénuée de périoste. Il n'y eut point d'artère considérable ouverte. La malade guérit par un traitement ordinaire, sans avoir éprouvé aucun fâcheux symptôme, et sans qu'il se soit fait d'exfoliation sensible. Elle retourna chez elle six semaines après avoir été opérée. Le trop grand usage qu'elle fit de son bras occasionna une déchirure à la cicatrice, qui s'ouvrit de l'étendue de quatre centimètres, ce qui retarda la guérison de près de trois semaines. Depuis ce temps, elle est demeurée parfaitement bien ; elle se servait aisément de son avant-bras, pouvait écarter son bras du corps, de quatorze à dix-sept centimètres, le porter en arrière, lacer son corset, mettre son bonnet, coudre, et faire, comme avant son opération, tout ce qui n'exige pas que le bras soit fort élevé » (Mém. de Sabatier, sur un *Moyen de suppléer à l'amputation du bras dans l'article ; Mém. de l'Institut*, t. V, p. 376).

L'observation que nous allons rapporter est plus curieuse encore, et à cause de l'étendue du mal, qui exigea une opération plus grave et plus compliquée, et à cause de l'espèce de fausse articulation qui s'est ensuite formée sur les côtes. Elle nous offre d'ailleurs un procédé opératoire plus avantageux.

Obs. IV. — *Carie de l'épaule. Résection. Guérison.*

« Une dame, de quarante-cinq ans, avait depuis dix mois une maladie de l'épaule qui était fort enflée, aussi bien que tout le membre. Perte de l'appétit et du sommeil. Abcès ouvert.

« Ayant jugé qu'il y avait carie des os de l'articulation, mon père décida la malade à se la faire enlever, ce qu'il pratiqua comme il suit, le 8 juillet 1786. Il fit à la partie postérieure de l'article une incision longitudinale, qui commençait à quelques lignes au-dessous de l'apophyse acromion, et descendait à trois pouces au-dessous : elle était éloignée de quatre pouces de celle qui avait été précédemment faite et parallèle à celle-ci ; il les réunit en haut par une incision transversale qui coupait les chairs à six lignes au-dessous de l'attache supérieure du deltoïde, ce qui produisit un lambeau large de quatre pouces, et long de trois, qu'il renversa sur le bras, après l'avoir détaché de l'os.

« De chaque extrémité de l'incision transversale, il en pratiqua une nouvelle : l'antérieure se dirigeait vers l'extrémité humérale de la clavicule, et la postérieure vers l'épine de l'omoplate, ce qui lui fit un nouveau lambeau qu'il releva, et qui lui donna la plus grande facilité pour découvrir toute l'étendue de la carie.

« Cela fait, il désarticula l'humérus, il le fit relever en haut ; et ayant reconnu tout ce qui était carié, il le scia au-dessous, et arrondit avec la gouge le bord de la partie laissée.

« Il rabaissa le bras contre le tronc, et l'y fit maintenir ; puis il enleva facilement avec la gouge la totalité de l'angle externe de l'omoplate, et une partie de l'acromion. Après avoir enlevé tout ce qu'il put du tissu cellulaire, abreuvé de matière lymphatique durcie, il conduisit la malade au lit, et plaça le membre de manière que le bras formait un angle droit avec le tronc, l'avant-bras étant à demi fléchi. Il rapprocha les lambeaux, et les fixa par des points de suture. Vingt et un jours après, les plaies étaient en bonne partie réunies ; il y avait très-peu de suppuration, et l'opérée commençait à mouvoir son bras.

« Dans le mois d'octobre suivant, la guérison fut retardée par une tumeur phlegmoneuse qui survint au milieu du bras ; la cure en fut facile et prompte. La guérison achevée, il est resté une dépression au moignon de l'épaule, comme dans une luxation de l'humérus en bas. La partie supérieure de l'humérus s'est placée sur les côtes, en devant du bord externe de l'omoplate ; elle n'a pas changé sensiblement de volume, et a formé une sorte de symphyse avec les parties qui l'environnaient ; en sorte que le bras peut exécuter tous ses mouvements, à l'exception de celui d'élévation, qui est très-borné » (*Obs. prat. relat. à résect.*, thèse par P.-F. Moreau ; Paris, an XI, p. 79).

Nous allons voir la résection nécessitée par une maladie aiguë, qui avait fortement altéré toute l'économie, n'en être pas moins suivie d'un très-heureux et rapide succès.

OBS. V. — *Résection de la tête de l'humérus droit pour une carie. Guérison.*

« En 1829, un homme robuste, à la suite d'une phlébite, fut affecté de plusieurs abcès au bras et à l'épaule. Sous l'un de ces abcès on trouva une carie de la tête de l'humérus. Malgré l'état général grave du sujet, la résection fut faite au moyen d'un lambeau en V, à sommet inférieur, taillé sur le deltoïde. Un mois après, le malade pouvait se promener, et avait recouvré les forces de son bras » (Obs. de M. Lasserre, *Gaz. méd.*, 1834, p. 233).

OBS. VI. — *Résection de la tête de l'humérus, de la cavité glénoïde, et de l'acromion, dans un cas d'omarthrocace. Guérison* (*Archives*, avril 1838, p. 489).

« Un homme de trente-quatre ans présentait une fistule, suite d'abcès, à l'épaule gauche. L'épaule était déformée, la tête de l'humérus faisait en avant une saillie très-considérable ; la fistule conduisait jusqu'à l'os, dont il était facile de constater la friabilité : le bras malade était un peu plus court que celui du côté opposé. On décida le malade à se laisser reséquer les parties osseuses cariées. Notons que la santé générale s'était bien soutenue. La dissection fut assez difficile, parce que toutes les parties molles environnant l'articulation étaient transformées en une masse homogène très-dense. La guérison fut retardée par quelques accidents, et exigea plusieurs mois pour arriver à son terme. Le bras resta plus court et plus maigre que celui du côté opposé; il ne pouvait être porté directement en haut, mais les autres mouvements étaient conservés, et le malade pouvait se servir de son membre pour fendre du bois. »

Ici le résultat a été moins favorable et plus chèrement acheté. Le membre a été atrophié, comme cela n'arrive que trop souvent. Nous allons voir aussi dans l'observation suivante la suppuration persister très-longtemps.

OBS. VII. — *Carie de la tête de l'humérus. Résection.*
Guérison.

«Une femme, âgée de trente-neuf ans, consulta M. Syme au mois de mars 1826, pour la seconde fois. Elle portait, depuis plus d'une année, plusieurs ouvertures fistuleuses autour de l'articulation de l'épaule; elle ressentait une douleur continue et rongeante, avait peu de repos, point d'appétit, et une diarrhée qui l'affaiblissait tous les jours de plus en plus. Quoiqu'il fût impossible de faire pénétrer à travers les fistules un stylet jusqu'à l'os, et qu'on ne perçût aucune crépitation en imprimant à l'articulation les légers mouvements qui étaient encore possibles, M. Syme ne vit pas d'autre moyen de guérison que de mettre à découvert l'articulation, et de pratiquer alors, selon l'état des parties, ou la résection des os malades, ou l'amputation dans l'article. L'opération fut faite le 1ᵉʳ avril.

« La malade étant assise sur une chaise, M. Syme fit une incision perpendiculaire, qui, partant du sommet de l'acromion, divisa le deltoïde dans sa partie moyenne jusqu'auprès de son attache inférieure, l'instrument ayant été enfoncé jusqu'à l'os, et maintenu à cette profondeur pendant tout le temps de son action. En introduisant le doigt dans la plaie, l'opérateur trouva la tête de l'humérus détruite et creusée en cavité, ce qui le détermina à l'enlever. Dans ce but, il fit une seconde incision qui, partant de l'extrémité inférieure de la première, et la coupant à angle droit, fut dirigée en arrière et légèrement en haut. Le lambeau circonscrit par ces deux incisions, ayant été disséqué pour mettre l'articulation à découvert, les attaches des muscles scapulaires furent coupées. M. Syme fit aisément saillir la tête de l'humérus, la saisit de la main gauche, et la scia sans toucher aux parties molles. La cavité glénoïde, explorée avec le doigt, parut saine, quoique privée de son cartilage; l'apophyse coracoïde était également saine; mais le sommet de l'acromion étant rugueux, fut enlevé avec des tenailles incisives.

«La première incision donna lieu à un écoulement de sang abondant; mais la seule artère de quelque importance qui fût divisée, et qui exigea d'être liée, fut la circonflexe postérieure. Cinq ou six points de suture furent pratiqués pour rapprocher les bords de la plaie.

« L'opération ne dura en tout que dix minutes. Le lendemain il se développa un léger érysipèle, pour lequel on pratiqua une saignée de quatre onces; le quatrième jour cette inflammation avait disparu. Au bout de quelques semaines la plaie était entièrement guérie, et l'usage du membre revint peu à peu. Des ouvertures fistuleuses, une seule persista, et laissa, pendant près de deux années, écouler quelques gouttes d'un liquide séreux.

« Quatre ans et demi après l'opération, voici quel était l'état de la malade : elle avait recouvré sa force et son embompoint, et pouvait porter ou traîner de lourds fardeaux avec son bras gauche, qui était plus court que l'autre d'environ un pouce. La nouvelle articulation, si tant est qu'on doive lui donner ce nom, permettait au membre d'être mû dans toutes les directions et dans une étendue presque naturelle; mais les mouvements volontaires étaient beaucoup plus bornés; ceux en avant et en arrière étaient assez faciles ; ceux d'abduction l'étaient, au contraire, beaucoup moins. »

Pratiquée dans un commencement de marasme, cette opération a réussi. Elle est remarquable surtout

par la rapidité de l'exécution ; et quoique les résultats
n'aient pas été aussi favorables que dans quelques-
uns des cas précédents, cependant ils peuvent encore
être regardés comme assez heureux. Il n'en fut pas
de même dans les deux cas qu'on va lire, et où l'opération, faite, il est vrai, dans des circonstances peu
favorables, fut suivie de la mort des sujets. Du reste,
il est fort douteux que leur existence en ait été beaucoup abrégée, et qu'une autre opération eût mieux
réussi.

OBS. VIII. — *Carie. Résection. Mort par phthisie.*

« Cette seconde opération de M. Syme fut pratiquée
sur un homme âgé de quarante ans, dont la maladie de
l'articulation scapulo-humérale datait de quatre à cinq
ans, et s'était manifestée après une chute sur l'é-
paule. Depuis longtemps il existait une suppuration
assez abondante et une toux fatigante. Avant de l'o-
pérer, M. Syme fit ausculter avec soin le malade, et
le stéthoscope n'ayant rien fait découvrir qui pût
contre-indiquer l'opération, elle fut pratiquée le 11 juillet 1826, de la même manière que dans le cas précédent. Mais l'opérateur éprouva plus de peine à luxer
et à faire saillir la tête de l'humérus, qui fut reséquée.
La face inférieure de l'apophyse coracoïde et la partie supérieure de la cavité glénoïde étant cariées,
furent également emportées.

« Malgré les difficultés de l'opération, qui dura vingt
minutes, le malade n'éprouva aucun symptôme fâ-

cheux, et put se lever au bout de huit jours. Il ne restait plus de trace de la maladie, qu'une ouverture fistuleuse située près de la fosse sus-épineuse, et tout faisait espérer une guérison parfaite, lorsque les symptômes du côté de la poitrine s'aggravèrent, prirent une marche rapide, et emportèrent le malade six mois après l'opération. A l'autopsie, les poumons furent trouvés *entièrement détruits par la suppuration*; l'extrémité supérieure de l'humérus était arrondie et unie à l'omoplate par des bandes ligamenteuses très-fortes. Il est à regretter que M. Syme n'ait pas mieux indiqué l'état des parties » (J. Syme, *Treat. on the excis. of diseased joints*; London, 1831).

OBS. IX. — *Carie de la tête de l'humérus. Résection. Mort.*

« M. le professeur Roux a rapporté l'observation d'un malade affecté de carie de l'articulation de l'épaule, et arrivé rapidement, après l'ouverture de cette articulation, à un degré de marasme assez avancé, chez lequel il pratiqua la résection de la tête de l'humérus. C'était un homme de quarante ans, robuste encore peu de temps auparavant, mais alors amaigri, affaibli par le dévoiement, et ayant perdu l'appétit et le sommeil. La section de l'humérus fut faite à un travers de doigt au-dessous des tubérosités. La cavité glénoïde érodée fut ruginée et cautérisée. L'état du malade s'améliora d'abord. Mais le cinquième jour la plaie prit un mauvais aspect, et la mort frappa le malade au septième jour » (*Mélanges de chir. et de physiologie*, p. 240)..

Une pareille terminaison est, à la vérité, assez rare, après la résection de l'humérus. Mais il est d'autres formes d'insuccès, dépendant de la persistance ou de la récidive de la maladie qui affecte les os, comme on le verra dans les deux observations suivantes.

Obs. X et XI. — *Résection de la tête de l'humérus. Insuccès.*

« M. Brodie, à la Clinique de l'hôpital Saint-Georges, a rapporté l'exemple d'une fille chez laquelle il excisa la tête de l'humérus et une partie de la cavité glénoïde du scapulum : des portions nécrosées sont sorties constamment, et la santé a été fortement altérée par divers accidents. On a fini par envoyer la malade à la campagne. » Il cite un pareil insuccès de M. Babington, pour une opération faite aussi à l'hôpital (*Lancette*, 1832, t. vi, p. 531).

Moins sujettes à la carie, les extrémités articulaires de la clavicule réclament beaucoup moins souvent les secours de la chirurgie. J'en citerai pourtant un exemple.

Obs. XII. — *Carie de la clavicule. Résection de l'extrémité acromiale. Guérison.*

« Le nommé Blinkvillit, âgé de quarante ans, d'un

tempérament scrofuleux, portait depuis longtemps, sur l'extrémité externe de la clavicule du côté gauche, une petite tumeur peu douloureuse, mais dont la peau, de couleur livide, était calleuse, et percée dans quelques points par des trajets fistuleux qui laissaient s'écouler au dehors un peu de pus noirâtre, d'une odeur très-fétide.

« M. Roux, le 28 juin 1834, procéda à l'opération de la manière suivante : Une incision longitudinale fut faite sur la clavicule ; les parties molles environnantes furent isolées, et avec la scie anglaise, adroitement glissée derrière, et un peu au delà de la portion d'os cariée, qui pouvait avoir un pouce et demi de longueur, l'opérateur la réséqua, puis acheva l'opération par la section des ligaments acromio-claviculaires.

« La réunion immédiate ne fut point employée, à cause de l'état maladif de la peau. Au 26 juillet, le fond de la plaie était comblé par des bourgeons charnus, la peau environnante était revenue à l'état naturel, la cicatrisation se faisait régulièrement ; le malade pouvait faire exécuter à son épaule quelques mouvements sans qu'il en résultât aucune douleur » (*Résection des extrémités articulaires des os dans la carie,* thèse, par Hurteaux ; Paris, 1834, n° 254, p. 18).

L'articulation du coude, si souvent affectée, soit par les agents extérieurs, soit par les lésions constitutionnelles, exige fréquemment de grandes opérations. Aussi le nombre des résections qu'on y a pratiquées est-il maintenant très-considérable.

OBS. XIII. — *Maladie articulaire du coude. Résection des os. Guérison. Conservation remarquable des mouvements.*

« Colignon eut, à dix-neuf ans, dans la région sous-maxillaire gauche, un engorgement qui suppura très-lentement. Aussitôt que cette suppuration fut tarie, le coude devint œdémateux, puis il s'y forma des abcès, et enfin trois fistules qui conduisaient dans l'articulation, dont les os étaient dépouillés de cartilage. Moreau fils, consulté le 8 messidor an V, pratiqua la résection.

« Après avoir appliqué un garot au tiers supérieur du bras, il fit, de chaque côté de ce membre, une incision longitudinale commençant à deux pouces au-dessus du condyle, et finissant à l'articulation cubitale, puis une incision transversale réunissant les deux premières, et rasant le sommet de l'olécrâne. Il disséqua ce lambeau quadrilatère de bas en haut. Après avoir examiné l'intérieur de l'articulation, et enlevé un fragment de l'humérus avec la gouge, pour s'assurer de la profondeur du mal, il détacha les chairs de la partie antérieure de cet os, et puis scia et enleva son extrémité. Le trouvant encore malade au-dessus de la section, il porta la scie un peu plus haut; ensuite, comme les extrémités du radius et du cubitus étaient aussi affectées, il prolongea l'incision externe sur le bord externe du radius, dont il sépara la tête des parties environnantes, réséqua cet os immédiatement au-dessus de l'attache du biceps, et fit avec la

gouge une excavation dans le centre de la partie conservée, qui présentait encore quelques cellules malades. Pareille incision fut faite en dedans, le long du
cubitus; pareille résection de cet os, après en avoir
séparé le lambeau quadrilatère inférieur : un pouce
et demi de sa longueur fut ainsi retranché.

« Après avoir lié deux ou trois petits vaisseaux, le
chirurgien réunit la plaie par six points de suture
entrecoupée, plaça le membre dans la demi-flexion
et le pansa avec un bandage à dix-huit chefs. Les premiers jours, il y eut des phénomènes inflammatoires
modérés. Au septième jour, la suppuration était louable, et l'état général très-bon. Jusqu'au quarantième,
tout alla de mieux en mieux : alors les plaies étaient
en grande partie cicatrisées, et le malade commença
à se lever. Bientôt son membre étant suspendu et
placé dans une gouttière, on lui permit de marcher,
et il retourna dans son pays lorsque la cicatrisation
n'était pas encore tout à fait terminée.

« Moreau revit le malade en l'an IX, et constata les
résultats suivants : Le membre était raccourci de trois
pouces, et un peu moins gros que l'autre; il existait,
à la place des os enlevés, un intervalle très-marqué,
diminuant beaucoup pendant la flexion de l'avant-
bras; le muscle biceps, bien conservé, paraissait ren-
flé dans son ventre; l'attache du long supinateur était
aussi conservée; la face dorsale de la main était amai-
grie, le petit doigt insensible, par suite de la section
du nerf cubital, mais les doigts se mouvaient librement
et à volonté. La flexion de l'avant-bras, après avoir été

longtemps vacillante, était devenue ferme et assurée sous l'influence du biceps et d'un trousseau de fibres conservées du brachial antérieur. La contraction de ces deux muscles se sentait très-bien ; l'extension se faisait aussi, mais incomplète et mal assurée : elle semblait produite par quelques fibres du triceps, dont le corps était cependant atrophié.

« La pronation et la supination avaient lieu à volonté, mais par un mouvement simultané des deux os de l'avant-bras, soudés à leur extrémité supérieure, et par une torsion des parties molles placées entre eux et l'humérus. L'auteur demande par quelle force musculaire étaient exécutés ces mouvements, qui pouvaient être très-étendus.

« Cet homme avait recouvré tant de force et de liberté dans les mouvements de son bras, qu'il s'en servait pour battre à la grange, manier la charrue, etc. » (P.-F. Moreau, *Obs. prat. relatives à la résection*, etc. ; Paris, an XI, n° 2, p. 21).

Cette observation montre que l'action des muscles peut se rétablir malgré la section de leurs tendons, et qu'ils peuvent ainsi recouvrer en grande partie leurs fonctions. Elle fait connaître aussi un mode fort curieux de la réunion des os après la résection, et offre l'exemple d'un beau succès, comme les suivantes.

OBS. XIV. — *Carie du coude, suite d'un coup de feu. Résection. Guérison après longue suppuration.*

Pareille opération à la précédente avait été faite par Moreau père, en l'an II, sur un militaire affecté de carie du coude, par suite d'un coup de feu. Le procédé fut le même. « Les os cariés furent sciés à environ un pouce au-dessus et au-dessous de l'articulation. On ne put réunir par première intention, à cause de l'abondance du sang. L'inflammation des lambeaux fut très-vive, et la cicatrisation n'eut lieu complétement qu'au bout de six mois. Il fut revu deux ans plus tard. Alors la guérison était complète, et la flexion de l'avant-bras assez marquée » (*Ibid.*, p. 33).

OBS. XV. — *Carie du condyle externe de l'humérus. Résection de cette partie. Guérison.*

Marquoise, sergent, portait sur le condyle externe de l'humérus droit un ulcère avec carie, qui était la suite d'un coup de feu. Moreau père découvrit cette carie par une incision longitudinale de deux pouces, et une transversale, intéressant la moitié externe du tendon du triceps. « Il enleva avec la gouge, 1° le condyle externe, une lame de substance compacte, épaisse de quatre à cinq lignes, et longue d'un pouce ; 2° la partie externe de l'olécrâne et la balle, qui était restée. Il fit deux points de suture. Il n'y eut point d'accidents. Le malade fut guéri au bout de six semaines ; et, trois mois après l'opération, il reprit son service militaire. Il fut ensuite cordonnier, et il ne lui restait de sa maladie que la difficulté de rendre l'extension du bras parfaite.» (*Ibid.*, pag. 37).

Moreau fils indique encore deux résections du coude, faites par son père, et dont le résultat fut heureux.

Obs. XVI. — *Tumeur blanche du coude avec carie. Résection. Guérison. Retour de la sensibilité quoique le nerf cubital eût été coupé.*

«Mademoiselle C...., âgée de dix-neuf ans, portait sur le dos de la main gauche des cicatrices constatant la guérison d'un ancien abcès scrofuleux; l'articulation huméro-cubitale du même côté était le siége d'un gonflement considérable des parties molles, avec induration, carie des extrémités articulaires des os, et fistules à suppuration sanieuse. Cette maladie n'avait pas encore porté une atteinte profonde à la constitution : fallait-il amputer le bras ou faire la résection des extrémités osseuses de l'articulation ? M. Roux se décida pour la résection.

«Le 9 décembre 1827, l'opération fut faite suivant un procédé analogue à celui de Moreau fils, en respectant l'insertion du biceps et du brachial antérieur. Trois ou quatre artères, d'un assez faible calibre, donnaient du sang; on les lia : l'une d'elles, cachée dans le fond de la plaie, ne put être attirée au dehors par la pince; on en fit la ligature médiate avec l'aiguille courbe.

«La plaie résultant de l'opération était large, profonde, formée par des tissus indurés ; on en rapprocha les bords, qui furent réunis par quinze points
de suture entre-coupée.

« Après le pansement le membre fut placé dans
une gouttière coudée en fer-blanc, et confectionnée
pour cet usage.

« A l'examen des portions d'os reséquées, on trouva
les cartilages diarthrodiaux détruits en partie, et
dans les points correspondants à ces destructions, on
voyait s'élever de la substance spongieuse des os des
végétations fongueuses. Les os n'étaient pas profondément altérés et ramollis ; ils étaient parfaitement
sains dans les points où ils ont été sciés.

« Le jour de l'opération, 8 décembre 1827, la malade a beaucoup souffert de la plaie ; le petit doigt
et l'annulaire sont tout à fait insensibles, ce qui
provient de ce que le nerf cubital n'a pu être évité,
et a souffert une perte de substance.

« Le 10, douleur à l'épigastre, augmentée par la
pression ; céphalalgie intense, etc.

« Le 11, amélioration dans tous les symptômes ; il y
a eu un peu de sommeil, la douleur de la plaie est
moins vive.

« Le 12, l'appareil n'est qu'en partie pénétré de sérosité sanguinolente et purulente ; la tuméfaction de
la plaie est peu considérable : on enlève les fils des
sutures, les bords de cette vaste plaie paraissent bien
réunis. Les incisions sont marquées par des lignes
étroites de couleur vermeille. Pansement simple.

«Le 14, les bords des incisions, qui ne sont plus tenus en contact par les points de suture, s'écartent légèrement; on les retient par le moyen des bandelettes agglutinatives.

«Les jours suivants, la suppuration devient plus abondante; elle n'est plus en rapport avec l'étendue des surfaces apparentes de la plaie. Les incisions cubitale et radiale présentent, l'une vers sa partie inférieure, l'autre vers sa partie supérieure, un écartement plus considérable, et l'ouverture d'un sinus qui conduit évidemment dans le vide résultant de la résection des extrémités articulaires des os. Du reste, l'état général s'améliore graduellement. Après quelques jours de l'usage des bandelettes agglutinatives, on leur a substitué de simples plumasseaux enduits de cérat, deux attelles de carton ont remplacé la gouttière de fer-blanc.

«Le 10 janvier, la suppuration est bonne, elle est un peu trop abondante, et elle provient en grande partie du fond de la plaie. L'incision transversale qui, traversant la face postérieure du coude, réunissait les incisions latérales, est en partie cicatrisée. Les extrémités des os du bras et de l'avant-bras restent écartées, déjà le bord cubital du doigt annulaire a recouvré sa sensibilité; de jour en jour la malade prend de l'embonpoint et recouvre sa gaieté ordinaire; peu à peu aussi la suppuration devient moins abondante. Cependant plusieurs points fistuleux persistent pendant très-longtemps, puisque le 23 novembre 1828, plus de onze mois après l'opération, il y a encore un point fistuleux qui laisse sortir une petite quantité de sérosité trouble. La sensibilité s'est rétablie dans le petit doigt, tous les mouvements de la main sont libres, et déjà la malade peut exécuter quelques mouvements de l'avant-bras sur le bras. Elle sort de l'hôpital le 23 novembre 1828 » (*Lancette française*, 1828, t. 1, p. 51 et 56).

Cette observation est fort curieuse à plus d'un titre. Malgré l'altération des parties molles, la guérison s'est faite, lentement, il est vrai, et après une longue suppuration. Malgré la section du nerf cubital, qui ne put être évitée, la sensibilité a fini par se rétablir dans le petit doigt. Peut-être sa continuité s'est-elle rétablie par un procédé analogue à celui que l'on va voir dans l'observation suivante, qui n'offre pas moins d'intérêt.

Obs. XVII. — *Carie du coude. Résection. Guérison. Plus tard, amputation du membre pour une maladie semblable du poignet, et autopsie de l'articulation antérieurement reséquée.*

« Une jeune fille de quinze ans portait une carie de l'articulation du coude. Syme et le docteur Ballingall jugèrent d'abord l'amputation nécessaire ; cependant quelques incisions et un traitement convenable ramenèrent les parties a un état tel, que la résection des extrémités articulaires parut possible. Le nerf cubital, ayant été coupé à moitié dans l'opération, fut ensuite incisé dans toute son épaisseur. Le succès fut complet, et la malade put se servir de ce bras pour des travaux longs et fatigants. Pendant quelque temps, et par suite de la section du nerf cubital, elle se plaignit de froid et d'engourdissement dans le côté interne de la main, mais ces symptômes disparurent bientôt. Plus tard, obligée de se livrer à de très-pénibles travaux, elle vit l'articulation du poignet du même membre devenir malade et se carier à son tour. On pratiqua alors l'amputation du bras au-dessus de l'articulation du coude reséquée. C'était dix mois environ après la résection. A l'autopsie du membre amputé, on trouva les extrémités articulaires du coude remplacées par une masse de substance fibreuse très-forte, unissant les os et permettant des mouvements dans tous les sens. Le triceps, par l'intermédiaire du tissu ligamenteux nouveau, s'attachait au cubitus.

« Quant au nerf cubital, il était réuni par un renflement large, oblong, d'un pouce et demi de longueur, composé d'une substance grisâtre, très-dure. Des filets nerveux des deux bouts du nerf traversaient le renflement et se terminaient à sa surface, d'autres dans son intérieur, où ils étaient eux-mêmes renflés. On distingua aussi, dans la masse, des filaments parallèles aux filets du nerf, et qui, allant des filets de la portion supérieure à ceux de la portion inférieure, semblaient rétablir leur continuité au moyen d'un tissu assez analogue à leur propre substance » (Syme, *Archiv. gén. de méd.*; t. XXVIII, p. 3, 1832).

L'observation qui suit va nous montrer un exemple

d'ankylose, et ce résultat coïncide précisément avec la conservation des surfaces cartilagineuses supérieures du radius et du cubitus, ce qu'il faut noter.

OBS. XVIII.—*Tumeur blanche et carie du coude. Résection de l'humérus et de l'olécrâne. Guérison avec conservation des mouvements de la main* (Crampton, *Journal des progrès*, t. VII, p. 250).

« Un jeune homme scrofuleux était affecté d'une tumeur blanche du coude droit, avec ulcération fistuleuse et carie. L'état général était fort mauvais ; il y vait fièvre hectique : on résolut d'emporter les extrémités osseuses malades. Deux incisions furent pratiquées sur les parties latérales de l'articulation, commençant quatre pouces au-dessus des condyles, et se terminant deux pouces au-dessous ; le nerf cubital, retiré de sa gouttière, fut maintenu pendant l'opération au côté interne de l'incision. Une incision transversale réunit les deux premières, coupant le tendon du triceps immédiatement au-dessus de son insertion à l'olécrâne. Les lambeaux disséqués, on retrancha l'extrémité de l'humérus. Les surfaces articulaires du radius et du cubitus étant saines, furent laissées intactes ; on se borna à emporter l'olécrâne, dont le cartilage était en partie détruit. On n'eut pas besoin de lier un seul vaisseau.

« Les lambeaux ayant été rapprochés et réunis par quatre points de suture, l'avant-bras fut fléchi à angle droit, et pansé avec de la charpie imbibée d'eau

alcoolisée. Au bout de quelques mois le malade était
entièrement guéri, sans que cet heureux résultat eût
été entravé par le moindre accident. Le bras était
resté dans la demi-flexion, le malade pouvait remuer
les doigts jusqu'à se servir d'un couteau et d'une cuil-
ler, et le 27 novembre, près de dix mois après l'opération, il put signer avec la main droite son billet de
sortie. »

Mais si la résection du coude a donné de très-
beaux résultats, elle s'est aussi terminée assez souvent d'une manière fâcheuse, soit par suite d'une
résorption purulente et d'abcès métastatiques, comme
on va le voir, soit par d'autres conséquences.

OBS. XIX. — *Carie du coude avec constitution détériorée.*
Résection. Mort.

« John Malloch, âgé de trente ans, missionnaire,
entré à l'hôpital le 23 juin, présente le coude gauche fortement œdémateux et enflammé; deux fistules
pénétrant dans l'article, l'une située sur l'olécrâne,
l'autre environ trois pouces au-dessous; il ne peut
supporter le moindre mouvement. Cette maladie date
de sept ans.

« Le 25, Syme réséqua les extrémités de l'humérus, du radius et du cubitus, et enleva en même temps la
membrane synoviale qui était malade; deux artères
donnèrent et furent liées plus tard. Vers le 15 juillet,
la plaie était presque complétement cicatrisée, à l'exception d'une partie qui était maintenue ouverte

par le bout dénudé du cubitus. Un vaste abcès s'est formé sur la hanche droite ; il y avait eu des frissons le 9. Les accidents continuèrent, une hémorrhagie considérable se fit par l'ouverture de l'abcès de la hanche, et, enfin, le malade succomba le 31 juillet.

« L'abcès de la hanche s'étendait à travers les muscles jusqu'à la région lombaire ; il y avait un large abcès entre l'ilium et l'iliaque interne. Il existait des adhérences anciennes de la plèvre des deux côtés, surtout à droite, des fausses membranes récentes et abondantes au centre de la surface antérieure du poumon gauche, et environ huit onces de liquide séro-purulent trouble dans la plèvre du même côté. En plusieurs endroits les poumons étaient indurés ou hépatisés, et dans quelques endroits il y avait des foyers de suppuration du volume d'une noix ; les vaisseaux superficiels du cerveau étaient plus gonflés que d'habitude, et en certains points il y avait de petites ecchymoses ; une grande partie de la plaie était cicatrisée, mais les extrémités de l'humérus et du cubitus s'exfoliaient.

« Ce malade, maigre et usé, paraissait avoir cinquante ans, quoiqu'il n'en eût que trente » (*Edinburg med. and chir. journ.*, 1ᵉʳ octobre 1830).

Beaucoup plus grave, à cause du volume des parties et des fonctions du membre, la résection du genou a cependant fourni, dans certains cas, des résultats utiles, et il en eût été probablement ainsi dans le cas qu'on va lire, si une complication accidentelle n'avait emporté le malade.

Obs. XX. — *Maladie articulaire du genou. Résection des extrémités correspondantes du fémur, du tibia et du péroné. Guérison.*

« Le fils du citoyen Clausé, apothicaire à Châlons-sur-Marne, était affecté d'une maladie articulaire du genou avec abcès et carie reconnue par la sonde qui pénétrait dans la jointure. Le sujet, très-maigre, ne pouvait se lever que pour être porté sur une chaise longue où il avait le membre étendu.

« Je fis de chaque côté de la cuisse, dit l'auteur, une incision longitudinale qui pénétrait jusqu'à l'os, entre les vastes et les fléchisseurs de la jambe. Elle commençait à deux pouces au-dessus des condyles du fémur, et s'étendait sur les parties latérales de l'articulation jusqu'aux tubérosités du tibia. Je les réunis par une section transversale qui passait au-dessous de la rotule en pénétrant jusqu'à l'os.

« Je détachai des condyles du fémur le lambeau que je venais de former ; la rotule y était comprise : comme elle était altérée, je l'enlevai. Je fis ensuite plier la jambe pour découvrir les condyles du fémur. Voulant les séparer du corps de l'os avant de les désarticuler, je détachai ce qui y adhérait postérieurement ; j'y passai le doigt indicateur de la main gauche, afin d'éloigner les chairs, et je sciai dessus ; puis, faisant plier le genou et relevant ma pièce, je la détachai facilement des chairs et des ligaments, sans courir aucun risque.

« Les condyles du tibia se trouvant cariés, il fallut

les découvrir; pour ce, je fis une incision longue à
peu près de dix-huit lignes sur la crête du tibia ; je
prolongeai d'autant sur la tête du péroné ma première
incision latérale externe. Par là j'obtins un lambeau
qui appartenait aux chairs qui remplissent extérieu-
rement l'espace interosseux, puis un lambeau triangulaire, formé par la peau qui recouvre la face interne
du tibia, qu'il me fallait découvrir pour pouvoir scier
l'os.

« Je détachai le lambeau externe, je découvris la
tête du péroné, et, après l'avoir séparée de tout ce qui
s'y attachait, je la sciai avec une petite scie. Puis je
relevai le lambeau interne, je séparai les condyles du
tibia des chairs postérieures, et j'en sciai la longueur
de dix lignes ; le reste était sain.

« Je mis la jambe dans la position où elle devait
être par rapport à la cuisse ; je rabaissai les lambeaux,
je les rapprochai par quelques points de suture ; je
couvris les plaies avec des bandelettes enduites de cérat, et ensuite avec de la charpie. Le tout fut enve-
loppé de compresses maintenues par le bandage à
dix-huit chefs, et le malade fut remis au lit dans la
position qui convenait à son état.

« Les douleurs furent considérables le premier
jour ; le lendemain elles se calmèrent. Je jugeai
à propos de renouveler l'appareil, auquel j'ajoutai
une machine destinée à fixer le membre dans sa situation.

« Au moyen de cet appareil, je levai l'opéré trois
jours après l'opération, et je le couchai sur une chaise

longue. Au bout de quinze jours je le mis sur un fauteuil, de manière que l'extrémité supérieure de la planche (de l'appareil) posait sur le fauteuil, et l'inférieure sur une chaise dont le siége était de même hauteur. Rien n'était plus facile que de lever le malade et de le recoucher.

« Il est difficile de se figurer le peu d'accidents que mon opéré a éprouvés. Les premiers jours : fièvre, agitation, peu de repos ; le quatrième, plaies douloureuses et gonflées, suppuration infecte et abondante ; le septième, calme très-marqué. Bientôt la suppuration a diminué, les plaies se sont refermées ; après un mois, il ne restait qu'une ouverture à chaque angle du lambeau crural, et une à l'angle des lambeaux de la jambe : il en sortait un pus louable qui venait de l'intérieur de la plaie. Les os s'étaient rapprochés et consolidés, au point que, lorsque le malade faisait tourner la cuisse, la jambe obéissait au même mouvement.

«Au bout de trois mois, la consolidation des os était telle, que j'abandonnai le membre dans le lit ; le blessé l'y remuait à son gré. Une dysenterie épidémique survint dans l'hôpital. L'opéré en fut pris, et succomba au bout de quinze jours» (Obs. de Moreau père, dans *Obs. prat. relat. à la résec.*, thèse par P.-F. Moreau ; Paris, an XI, n° 2, p. 51).

Les deux cas suivants ne sont pas favorables à cette opération, puisque dans l'un, malgré la formation d'une sorte d'articulation nouvelle, l'opéré ne pouvait marcher qu'avec une béquille, et que dans l'autre, les accidents ordinaires des grandes opérations entraînèrent promptement le malade.

OBS. XXI. — *Carie articulaire du genou. Résection. Guérison.*

M. Moreau pratiqua, en 1811, la même opération pour un autre cas de carie de l'articulation fémorotibiale. La guérison se fit attendre près de huit mois, et voici en quel état se trouvait le blessé en 1813, lorsqu'il fut examiné par l'auteur que nous venons de nommer. « Le fémur et le tibia, l'un sur l'autre immobiles, se rencontraient bout à bout sans être soudés. L'extrémité inférieure du premier de ces os était très-élargie et plus saillante en dehors. Le raccourcissement pouvait être évalué à cinq pouces. Le sujet ne marchait qu'avec peine, aidé de deux béquilles et portant un soulier élevé. Étant assis, il pouvait, en faisant agir les fléchisseurs de la cuisse, en avant, soulever horizontalement la jambe pour la placer sur un tabouret. Il n'eut ensuite besoin que d'un bâton ou d'une béquille pour assurer sa marche, quand le sol était inégal » (*Dict. des scienc. méd.*, tom. XLVII, p. 555).

OBS. XXII. — *Cas semblable. Mort.*

M. le professeur Roux fit, en 1826, la résection de la même articulation à un homme de trente-deux ans, qui succomba le dix-neuvième jour de l'opération, à des accidents ataxiques. L'inflammation locale avait été très-peu intense, et la suppuration n'était pas très-abondante. Quoiqu'on eût appliqué avec la plus grande précaution un appareil solide, on ne put jamais maintenir la jambe et la cuisse sur le même plan horizontal, ou plutôt sur le même axe. On trouvait à chaque pansement l'extrémité inférieure du fémur portée en dehors, et l'extrémité supérieure du tibia en dedans » (*Ibid.*, p. 556).

Quoique moins fâcheux, les résultats des observations que je vais encore citer ne sont pas néanmoins de nature à encourager beaucoup à faire cette opération. La seconde de Crampton seulement, et la première de Syme, présentent des conséquences assez heureuses, surtout celle de Crampton.

Obs. XXIII. — *Tumeur blanche du genou droit.*
Résection de l'articulation. Guérison.

« Une femme de vingt-trois ans, scrofuleuse, portait au genou droit une tumeur blanche, assez considérable, excessivement douloureuse : fièvre hectique, sueurs et diarrhée. Deux incisions latérales, réunies par une troisième transversale qui passait sous la rotule, furent pratiquées. Les lambeaux enlevés, on vit que le fémur était dénudé dans une étendue de plus de trois pouces au-dessus des condyles ; il fut scié sur les limites de l'adhérence du périoste, séparé des parties molles, et enlevé. Les cartilages du tibia étant

complétement détruits, on emporta environ un demi-
pouce de la tête de ces os avec un couteau fort et
court. Un examen plus attentif ayant alors fait voir
que le fémur était dénudé en arrière, on en retrancha
encore un pouce; la rotule malade fut enlevée avec le
lambeau qui la contenait, et qui, d'ailleurs, était trop
long. La plaie, réunie par des points de suture, fut
guérie *par première intention en moins de trois semaines.* L'opération avait été pratiquée le 7 mai, et
dans le mois de novembre la malade se promenait
dans l'hôpital, son membre étant maintenu dans un
appareil disposé de manière à faire supporter le poids
du corps par la tubérosité ischiatique. Elle sortit bien
portante le 17 juin 1824; mais le fémur et le tibia
ne s'étaient pas soudés ensemble. Cette femme mourut
au bout de trois ans d'une affection de poitrine. »

Obs. XXIV. — « Crampton rapporte encore un autre
cas de résection de l'articulation tibio-fémorale, qui
fut suivie de la réunion du fémur avec le tibia. Quelque temps après sa guérison, le malade pouvait,
sans aucun secours, faire à pied plusieurs milles dans
une journée » (Obs. de Crampton, *Journal des progrès*, t. VII, p. 242).

Obs. XXV. — *Tumeur blanche et carie du genou.
Résection. Guérison.*

« Une fille de huit ans avait, depuis un an, au genou, une tumeur blanche avec fistules et carie. La

fièvre hectique était survenue. On reséqua les extrémités articulaires; l'enfant se rétablit; bientôt les os se rapprochèrent peu à peu, et le fémur et le tibia finirent par former une tige solidement unie. Le membre opéré, plus court que l'autre de près de deux pouces, est fortement amaigri en raison du retard de la cicatrisation, qui se fit attendre un an, et bien que la santé fût aussi bonne que possible, le membre est complétement rigide, de la hanche à la cheville du pied » (Extrait du mémoire du docteur Grenet, de Hambourg; *Arch. gén. de méd.*, octobre 1837).

OBS. XXVI. — *Carie du genou. Résection. Guérison.*

« John Arnot, âgé de huit ans, fut admis à l'hôpital le 1ᵉʳ décembre: son genou gauche était fortement gonflé et invariablement fixé à angle aigu sur la cuisse. Deux fistules ouvertes à la partie interne de l'articulation permettaient à la sonde d'atteindre l'os. Le malade était dans un tel état de marasme, que la mort semblait inévitable.

« Le lundi, 7 décembre, M. Syme l'opéra (la rotule malade fut d'abord circonscrite par deux incisions qui allaient des tubérosités fémorales d'un côté à celles du côté opposé). Il enlève l'extrémité du fémur avec la scie. La tête du tibia fut réséquée au moyen d'un sécateur; mais, lorsqu'on voulut réunir la plaie, on fut arrêté par la tension des tendons du jarret, qui étaient contractés, et empêchaient encore d'étendre le membre, malgré la résection. On étendit la jambe

autant que possible, et on la fixa au moyen d'une attelle.
Le tibia, qui n'était plus maintenu, se portait en arrière
du fémur, distendait les téguments, et menaçait de
s'exfolier dans une grande étendue. On parvint à réduire les os déplacés, et enfin, malgré l'indocilité de
l'enfant, quatre semaines après, la plaie était cicatrisée, et le malade pouvait déjà marcher, quoiqu'il
n'eût pas encore de soulier à haut talon. Plus tard, le
malade marchait assez bien avec un talon élevé de
deux pouces. Il y avait un peu de déviation à la jambe,
un léger mouvement de flexion et d'extension »
(J. Syme, ouv. cit.).

OBS. XXVII. — *Carie du genou. Résection. Mort.*

« Anna Mackintosh, âgée de sept ans, entra à l'hôpital, le 14 décembre, pour une tumeur blanche du
genou droit, qui, après dix-huit mois d'existence,
était arrivée au dernier degré. Il y avait une large
fistule au-dessus du condyle interne; elle me permit
d'introduire mon doigt jusqu'à l'articulation, que je
trouvai gravement malade, et je fis une opération
semblable à la précédente : les portions reséquées
étaient de même fortement ulcérées et cariées; mais
les parties molles étaient moins altérées. Il fut très-
difficile d'éviter le déplacement des os dû à la contraction des muscles, et le fémur, dans toute la partie
apparente, était dénudé et semblait mortifié. Le 6
janvier, pour éviter le déplacement des os, que nous
ne pouvions réprimer entièrement, j'enlevai environ

deux pouces du fémur avec le sécateur, et je fus désagréablement surpris de sentir le fémur dénudé aussi loin que mon doigt put atteindre. Je pensai que l'amputation était la seule ressource ; mais j'attendis un peu, dans l'espérance que la nature indiquerait le point où l'opération devait être pratiquée. Mais le 8, à deux heures, la malade mourut » (*Ibid.*).

La résection a été aussi appliquée aux caries de l'articulation radio-carpienne, et elle y a obtenu des succès, comme le prouve l'observation suivante de M. Roux. Cependant, la crainte d'une inflammation propagée à toutes les synoviales du poignet, et la structure de la région, ont fait rejeter cette opération par beaucoup de chirurgiens.

OBS. XXVIII. — *Carie du poignet. Résection. Guérison.*

« La veuve Bonnal, âgée de quarante-deux ans, affectée de carie de l'extrémité carpienne du radius du côté droit, est entrée à la Charité le 29 mai 1830. Il y a onze mois qu'en poussant avec force un corps résistant, elle éprouva dans l'articulation du poignet une douleur assez vive, puis des abcès survinrent, puis des fistules, qui résistèrent à tous les moyens employés. Dans un autre hôpital, on lui proposa l'amputation, qu'elle refusa.

« Le 5 juin, M. Roux procède à la résection des deux os de l'avant-bras. La malade couchée sur un matelas, la main est placée en pronation sur un plan solide, un aide comprime l'artère humérale. Une incision est faite sur le bord interne du cubitus, depuis l'apophyse styloïde jusqu'à un pouce environ en hauteur; de l'angle inférieur de cette incision en part une autre à angle droit, et s'étendant à huit ou dix lignes en travers sur la face dorsale du poignet, au niveau de l'articulation. Le lambeau qui en résulte est soigneusement disséqué; le bistouri isole l'os en écartant les tendons et rasant les vaisseaux; on ouvre ainsi passage à une bande de linge glissée dans l'espace interosseux, au moyen d'une spatule. Cette bande protège les parties molles contre l'action de la scie à main, qui divise le cubitus à six ou huit lignes de son extrémité carpienne; le fragment est ensuite renversé et détaché de ses liens ligamenteux.

«La résection du radius est exécutée de la même manière, et au moyen de deux incisions semblables. Entre les deux incisions horizontales, il reste sur le milieu de la face dorsale du poignet un espace intact, occupé par le faisceau des tendons extenseurs de la main. Le bistouri isole le radius, écartant les tendons le plus possible, et rasant la face antérieure de l'os pour ménager l'artère radiale; la compresse est glissée, l'os scié, renversé, puis laborieusement séparé de ses connexions ligamenteuses avec le carpe. Un ou deux fils de ligature sont jetés sur les artérioles. Les lambeaux angulaires sont rabattus et maintenus chacun par un point de suture entrecoupée; l'opération n'a pas duré vingt-cinq minutes.

«Dix-sept jours après, la malade n'avait éprouvé

aucun accident, et les plaies paraissaient devoir se réunir promptement » (*Lancette*, t. III, 1830, n° 58). La guérison fut obtenue plus tard.

Obs. XXIX. — Il n'a a pas été de même dans un second cas où M. Roux réséqua seulement le radius et où cette opération amena la mort.

Obs. XXX. — Moreau fils dit avoir fait une fois la résection pour la carie de l'articulation radio-carpienne, et avoir réussi. Il paraît que le carpe ne fut pas intéressé. « La malade conserva le mouvement des doigts, et recouvra en partie ceux du poignet » (p. 75, *oper. cit.*).

Ainsi, les mouvements peuvent être au moins en partie conservés. Ceux du poignet dépendraient-ils alors seulement de la mobilité des deux rangées du carpe l'une sur l'autre, ou de la mobilité du carpe sur l'extrémité des os de l'avant-bras ? Les deux causes peuvent y concourir. Nous allons trouver des phénomènes du même genre, après la résection tibio-tarsienne.

Obs. XXXI. — *Carie tibio-tarsienne. Résection du tibia, du péroné, d'une partie de l'astragale. Guérison.*

« Le fils de M. Lucot ayant éprouvé, en 1791, une entorse, fut conduit par une suite d'accidents à une carie très-étendue de l'articulation du pied avec la jambe gauche. Le stylet introduit faisait toucher à nu l'extrémité articulaire du tibia, celle du péroné, et le corps de l'astragale. Mon père pensa que sa méthode y était applicable, et, le 15 avril 1792, il mit en pratique son procédé de la manière suivante :

« Il fit une incision longitudinale, depuis la partie inférieure et postérieure de la malléole externe, jusqu'à trois ou quatre pouces au-dessus ; puis une autre transversale, qui, de la partie inférieure de celle-ci, s'étendait jusqu'au tendon du petit péronier.

« Il pratiqua également, du côté interne, une incision longitudinale qui commençait à la partie inférieure et postérieure de la malléole, et se prolongeait à trois ou quatre pouces le long du bord interne du tibia ; puis, par une nouvelle incision qui commençait à la partie inférieure de celle-ci, il coupa transversalement la peau jusqu'au tendon du jambier antérieur.

« Il dégagea le péroné de tout ce qui le fixait ; il fit passer le manche d'un scalpel par-dessous, et le coupa avec le ciseau au-dessus de la malléole ; s'étant aperçu que l'os était malade plus haut, il en enleva encore la longueur de dix lignes.

« Voulant, avant de désarticuler le tibia, le couper au-dessus de la malléole, il détacha ce qui s'y insérait ; alors, après avoir passé le manche de son scalpel entre la face postérieure de cet os et les chairs qu'il venait d'en séparer, il introduisit une lame de scie très-étroite, montée sur un manche, entre les chairs antérieures et sa crête, et il les scia de devant en arrière, ce qui fut fort laborieux. Cela fait, il renversa le pied en dehors, il fit saillir la pièce coupée, et il la détacha du tarse avec assez de facilité.

« L'astragale était malade ; il en enleva toute la face articulaire et une grande portion du corps, jusqu'à la partie saine.

« Le pied fut replacé dans la situation où il devait être, par rapport à la jambe. L'opérateur réunit, au moyen d'un point de suture, l'angle de chaque lambeau avec les bords opposés. — Pansement avec le bandage à dix-huit chefs. Appareil pour maintenir le pied dans une situation favorable.

« Il y eut de la fièvre les cinq premiers jours. La suppuration fut d'abord abondante et fétide ; mais elle ne tarda pas à diminuer et à devenir louable.

« Six semaines après, les plaies étaient réduites à un huitième, et le pied déjà assez consolidé avec la jambe pour qu'on ne le soutînt plus pendant le pansement. Au bout de trois mois, le cours heureux de la maladie fut retardé par un abcès qui ne fut bien guéri qu'au bout de six semaines.

« Le malade ne put s'appuyer sur son pied avant le sixième mois ; à la fin du neuvième, il marchait sans appui, ce qu'il ne tarda pas de faire de manière à satisfaire tous ses désirs.

« Cette jambe n'est pas dans le même état que l'autre ; il reste un vide sensible à la place de la malléole externe ; au-dessus de la jonction du pied avec la jambe, du côté interne, il y a eu très-longtemps une tumeur qui diminua par gradation, et qui, enfin, disparut. Le pied s'est rapproché de la jambe, en sorte qu'elle est raccourcie d'un pouce ou environ. Il ne s'est pas formé de nouvelle articulation tibio-tarsienne, mais l'astragale avec le scaphoïde, le calcaneum avec le cuboïde, et les autres os du tarse, entre eux, ont acquis une mobilité extraordinaire qui supplée en grande partie à l'articulation détruite ; en sorte qu'avec un talon élevé cet opéré marche sans claudication.

« Il fut examiné par MM. Percy et Chamerlat quelques mois après son opération » (*Obs. prat. relat. à la résection*, etc., thèse par P.-F. Moreau ; an XI, n° 2, pag. 60).

Nous voyons dans cette observation que la conservation du membre a été achetée au prix d'un long repos, mais que la marche a été ensuite assez facile, et qu'une mobilité anormale des os du tarse, entre eux, a suppléé en partie à l'articulation détruite.

OBS. XXXII. — *Carie tibio-tarsienne datant de l'enfance. Résection du tibia seul. Guérison avec renversement du pied en dedans, ce qui gênait un peu la marche.*

« Je fus consulté en pluviose an IV ; le malade était âgé de dix-sept ans, d'une constitution délicate, mais se portant bien ; il avait éprouvé divers accidents scrofuleux ; l'articulation malade était très-gonflée, la peau était œdématiée et livide ; la jambe très-maigre offrait les cicatrices d'anciens dépôts guéris ; la malléole interne était considérablement augmentée de volume ; l'articulation n'avait plus de mouvements ; les os du tarse étaient immobiles aussi ; il y avait au côté interne deux fistules conduisant à une carie profonde et étendue de l'astragale. La résection fut décidée, et je la pratiquai comme il suit :

« Je fis une incision transversale au-dessous de la malléole interne; elle s'étendait de son bord postérieur jusqu'à l'articulation de l'astragale, avec le scaphoïde; une seconde se portait de l'extrémité antérieure de celle-ci, directement vers la plante du pied, dans l'étendue d'un pouce; enfin, une troisième allait de son extrémité postérieure vers le calcaneum, en se bornant de manière à respecter les vaisseaux qui passent sur la face interne de cet os.

« Je relevai mon lambeau après l'avoir détaché de ce qu'il recouvrait; je reconnus que l'astragale était à emporter. J'en enlevai une partie avec ma gouge; mais, gêné par la malléole interne, il fallut passer au tibia.

« Je fis une incision longitudinale dans l'étendue de deux pouces, sur le bord antérieur de cet os; elle se réunissait inférieurement à la plaie transversale. J'eus, par ce moyen, un lambeau triangulaire qui se continuait avec les chairs de la face postérieure du tibia, et l'avantage de conserver les tendons qui passent derrière cet os. Je disséquai ce lambeau et le relevai. Toute l'extrémité inférieure se trouvait cariée; ne pouvant l'isoler pour la scier, à cause du péroné que je laissais, je fus obligé de l'enlever avec la gouge, ce qui amena beaucoup de difficultés. Je fis ainsi la résection d'un pouce et demi. A cette hauteur, la substance compacte était saine; mais il n'en était pas de même des cellules médullaires, qui étaient tellement altérées, que je fus obligé d'en enlever deux pouces, en insinuant ma gouge dans cette partie.

« Cela fait, j'enlevai le reste de l'astragale ; les autres os du tarse étant sains, je rabaissai les lambeaux, et je les maintins par des points de suture.

« J'avais le projet de faire rester mon malade au lit jusqu'à ce que le tibia me parût assez solide pour fournir un appui ; mais, au bout de six semaines, se sentant des forces, le malade se leva, prit des béquilles, et marcha sans ménagement : le complément de la cure fut retardé. Le péroné, chargé seul du poids du corps, descendit sur le côté externe du pied qui se jeta en dedans, de sorte qu'aujourd'hui cet individu s'appuie sur le bord externe de la plante du pied. Cela n'empêche pas qu'il ne marche ; mais long-temps il lui a fallu des béquilles. »

L'auteur comptait sur une reproduction du tibia, parce que cela était arrivé une fois en pareil cas à un malade opéré par son père (*Ibid.*, p. 65).

Cette observation nous offre une tentative malheureuse pour conserver le péroné en enlevant un pouce et demi du tibia, dans l'espoir que celui-ci se régénérerait, ainsi qu'il paraît être arrivé dans certaines résections. Le malade, peut-être parce qu'il se servit trop tôt de son membre, vit le pied se renverser en dedans et marcha sur son bord externe. Il est important de noter aussi que le chirurgien a pu, comme nous l'avons déjà vu pour les os du coude, creuser avec la

gouge le tibia malade à l'intérieur, sans qu'il en résultât de nécrose.

OBS. XXXIII. — *Carie de l'extrémité inférieure du tibia. Résection. Guérison.*

« Un jeune homme âgé de dix-sept ans, présentant des
engorgements des ganglions cervicaux, se donna, il y a
six mois, une entorse du pied droit. Plus tard, du
pus se forma au voisinage de l'articulation, et deux
points fistuleux s'établirent, l'un en dehors, l'autre
en dedans, un peu au-dessus des malléoles. M. Roux
reconnut une carie du tibia : la mobilité de l'articula
tion et le gonflement siégeant autour de la partie inférieure de la jambe, sans envahir le pied, lui firent
penser que cet os seul était malade, et que l'astragale
ne participait pas à l'affection organique. Il conçut le
projet de pratiquer la résection de l'extrémité tarsienne des deux os de la jambe.

« Le 29 juin, le jeune malade est couché sur une table
garnie d'un matelas, la jambe droite appuyée sur un
coussin. Avec un bistouri convexe, M. Roux fait une
incision le long du péroné, et une autre au-dessous,
suivant le procédé de Moreau père. Le lambeau disséqué, il ouvre la gaîne des péroniers latéraux, qu'il re-
pousse en arrière, et le bistouri rase la face postérieure de l'os, de manière à éviter les vaisseaux et nerfs
péroniers. Parvenu en avant et en arrière de l'espace
interosseux, M. Roux conduit entre les deux os la scie
articulée, divise le péroné, et en enlève un fragment

d'un poucce, en le détachant de ses liens fibreux.

« On procède ensuite à la résection du tibia par des manœuvres analogues ; on détache des os les darties molles antérieures, qui forment un pont sous lequel on engage une compresse pour les soulever ; une lame de bois est passée entre le tibia et les chairs postérieures. Pour sceir l'os, M. Roux a fait fabriquer une lame de scie à main, étroite, mais épaisse : cette lame, desarticulée à son extrémité antérieure, est passée sous la compresse qui soulève les chairs, puis articulée avec son arc, et le tibia est scié d'avant en arrière, au niveau de la section du péroné ; on coupe les ligaments antérieurs et postérieurs, avec un couteau à lame étroite ; enfin le fragment est renversé et extrait.

« L'opération totale a duré une demi-heure ; point d'hémorrhagie, point de ligature.

« Les lambeaux cutanés ont été ensuite réunis par trois ou quatre points de suture entrecoupée ; des bandelettes agglutinatives ont achevé de maintenir la réunion, et le membre a été placé dans un appareil à fracture.

« Le fragment du tibia, qui est le seul altéré, présente un pouce de hauteur au niveau de la malléole, six à sept lignes auniveau de la mortaise » (*Lancette française*, t. III, 1830, n° 62).

Obs. XXXIV. — Une très-belle guérison a suivi cette belle opération. Mais, dans un second cas analogue (*Lancette*, 23 février 1832), M. Roux a vu des accidents consécutifs à l'opération entraîner la mort du sujet.

C'est surtout lorsqu'on l'applique aux petites articulations des métacarpiens avec les phalanges, comme l'a fait M. Roux, et comme l'ont fait beaucoup d'autres opérateurs, que la méthode des résections articulaires offre de beaux résultats. Les observations qui suivent vont nous en fournir des exemples.

OBS. XXXV. — *Carie de l'articulation métacarpo-phalangienne du pouce. Résection. Succès.*

« Un cordonnier, s'étant piqué avec une alène, entre le premier métacarpien et la première phalange du pouce, il en résulta une carie avec fistule de cette articulation. Une incision cruciale, compernant l'ouverture fistuleuse, fut pratiquée à la face dorsale de l'articulation ; les quatre lambeaux furent relevés, et les têtes osseuses malades emportées avec la scie à chaînette. Au bout de trois semaines, la plaie était cicatrisée, et le malade remuait un peu le pouce. A la fin du second mois, il pouvait serrer avec force un objet placé entre le doigt guéri et l'indicateur ; et il finit par acquérir autant d'adresse et de dextérité de cette main que de l'autre » (*Mémoire* de M. Grenet, *Archives gén. de méd.*, octob. 1837).

OBS. XXXVI. — *Blessure et carie de l'articulation métacarpo-phalangienne du pouce. Résection. Guérison.*

« Un homme s'étant blessé au pouce avec une hache, il survint des accidents inflammatoires fort graves, et, en définitive, une carie de l'articulation métacarpophalangienne. — *Résection.* « Avant qu'un mois se fût écoulé, le malade remuait bien son pouce, et au bout de quelques mois il se servait parfaitement de la main opérée » (*Id.*, *ibid.*).

OBS. XXXVII. — *Blessure et carie de l'articulation métacarpo-phalangienne de l'indicateur. Résection. Succès.*

« Un cordonnier se blesse avec une alène à l'articulation du second métacarpien avec la première phalange de l'indicateur. Une inflammation violente, et, en définitive, une carie, se déclarent. — *Résection.* « Quarante jours après l'opération, le malade pouvait remuer le doigt. Après un séjour de quelques mois à l'hôpital, il reprit ses occupations habituelles » (*Id., ibid.*, p. 195).

Obs. XXXVIII. — *Carie scrofuleuse de l'articulation métacarpo-phalangienne. Résection. Succès.*

« On pratiqua la résection des extrémités osseuses de l'articulation mètacarpo - phalangienne du pouce pour une carie qui datait de près d'un an, et affectait un sujet éminemment scrofuleux. La guérison fut très-lente, et retardée par l'exfoliation d'un fragment assez étendu de la première phalange. Au bout de trois mois, le malade sortit, de sa propre volonté, bien que le pouce n'eût pas encore repris son usage aussi complétement qu'on pouvait le désirer » (*Id.*, *ibid.*, p. 196).

Des résultats presque aussi favorables que ceux que nous venons de voir suivent habituellement la résection des articulations métatarso-phalangiennes et phalangiennes du pied dans la carie. Je vais aussi en rapporter quelques cas.

Obs. XXXIX. — *Carie des phalanges du gros orteil. Résection. Guérison incomplète.*

« Un jeune paysan portait, à l'articulation de la première phalange avec la seconde du gros orteil, une carie. Les os furent isolés des parties molles environnantes dans l'étendue d'un pouce, puis, à l'aide d'une scie fine, on réséqua la tête de la première phalange et la portion malade de la seconde. Le pied fut maintenu appliqué contre une semelle. Un bandage serré, placé sur la jambe, s'opposait au jeu des muscles de cette région. Au bout de cinq semaines, l'opéré pouvait se tenir debout et se promener. La guérison était encore retardée par la présence d'un petit séquestre quand le malade sortit de l'hôpital » (Mém. de M. Grenet, *Arch. de méd.*, octobre 1837, p. 197).

OBS. XL. — *Exostose de l'extrémité métatarsienne de la première phalange du gros orteil. Résection. Succès.*

« Un homme portait depuis longues années une exostose avec altération des parties molles sous-jacentes, à la face inférieure de l'extrémité métartasienne de la première phalange du gros orteil. Une double incision elliptique emporta les parties molles altérées, et les deux extrémités osseuses formant l'articulation furent réséquées. En quatre semaines la cicatrice était formée; mais il survint une nécrose d'une portion du métartasien, ce qui retarda un peu la guérison. Six semaines après cet accident, le malade marchait déjà, et à la fin du second mois, il sortit bien guéri de l'hôpital » (*Id., ibid.*, p. 198).

OBS. XLI. — *Carie de l'articulation metartarso-phalangienne du gros orteil. Résection. Succès.*

« Un homme de cinquante-six ans était affecté d'une carie de l'articulation que nous venons de nommer. On coupa les deux extrémités osseuses malades. La formation d'une gangrène très-superficielle et d'un petit abcès n'empêchèrent pas le malade de marcher vers la fin de la troisième semaine » (*Ibid.*, p. 199).

Cependant nous voyons, à la suite de ces opérations, quelques petits accidents : nécrose, gangrène superficielle, etc., qui retardèrent la guérison, et qui semblent indiquer que ces opérations trouveraient au pied de moins faciles succès qu'à la main. Cela s'explique bien, ce me semble, par les différences de structure et de fonctions de ces deux parties. Du reste, rien de pareil ne se retrouve dans les faits que je vais maintenant relater.

Obs. XLII. — *Carie du premier métatarsien. Résection. Guérison.*

« Bénin, âgé de dix-sept ans, à la suite d'une contusion violente, fut affecté de carie au premier métatarsien du pied gauche. La maladie ayant résisté au traitement employé, l'opération fut faite le 12 septembre par M. Jobert. Il tailla un lambeau dont l'extrémité antérieure aboutissait à l'articulation métatarso-phalangienne. Il le fit relever en arrière, de manière à découvrir la moitié antérieure du premier métatarsien. Il ouvrit l'articulation, isola l'os, et un trait de scie oblique en avant et en dehors sépara la partie malade de celle qui ne l'était pas. »

Obs. XLIII. — La même opération a été pratiquée sur une jeune fille, âgée de vingt-trois ans, pour une carie qui était la suite d'une entorse de l'articulation. Tous deux ont bien guéri » (*Lancette*, 28 février 1832).

Obs. XLIV. — *Résection de la partie antérieure du premier métatarsien du pied droit. Guérison.*

« Une femme âgée de trente-trois ans, d'une constitution lymphatique, mais non-scrofuleuse, vit, il y a quinze mois se développer une tumeur, qu'elle comparait à un ognon, sur la région métatarsienne du pied droit, sans pouvoir lui assigner aucune cause accidentelle. Cette tumeur, rouge, molle, non douloureuse, ne la gênant que pour sa chaussure, fut traitée et résolue par des moyens topiques. A son entrée à la Charité (salle Sainte-Catherine, n° 2), il existait une ulcération fistuleuse avec altération de l'os, sans douleur, ni engorgement, ni suppuration remarquable. M. Roux pratiqua la résectien de l'extrémité phalangienne du métartasien, en ménageant avec soin les parties molles et tendineuses » (*Lancette française*, t. II, 1829, n° 50). La guérison fut obtenue.

La résection de l'extrémité antérieure des métatarsiens est généralement facile et simple. Il n'en est plus de même de leur extrémité postérieure. Cependant, elle a aussi été pratiquée.

Obs. XLV. — Pour une carie de l'extrémité postérieure du second métatarsien, M. Roux conçut l'idée hardie de scier le métatarsien dans sa continuité, et d'emporter l'extrémité malade en la désarticulant dans le mortaise des cunéiformes. Il éprouva dans cette opération de très-grandes difficultés.

Mais il paraît que la carie se reproduisit plus tard sur les os voisins » (*Lancette*, t. III, n° 10, et t. IV, n° 95).

OBS. XLV *bis*. — *Carie de la base des cinquième et quatrième métatarsiens et de la partie correspondante du cuboïde. Résection faite par M. Velpeau.*

« Incision horizontale au côté externe du pied, comme si on eût voulu séparer le dos de la plante ; deuxième incision, perpendiculaire à la première, à la réunion du tarse et du métatarse ; dissection des lambeaux ; dénudation des os ; section oblique, avec la scie à molette en champignon, qui resèque la moitié de la face supérieure, presque toute la face externe du cuboïde, la base du cinquième métatarsien et une partie de celle du quatrième ; opération rapide ; rapprochement des lambeaux. La guérison, retardée par quelques accidents inflammatoires, a lieu en deux mois » (Extrait du *Mémoire pour servir à l'histoire des résections*, par Pétrequin ; *Archives*, 1837, t. I, p. 256).

RÉSECTIONS NÉCESSITÉES PAR DES DÉGÉNÉRATIONS ORGANIQUES DES OS.

Il n'est pas rare que des dégénérations organiques se manifestent primitivement dans la mâchoire inférieure, ou l'envahissent secondairement. Dans un cas comme dans l'autre, il est nécessaire d'extirper la partie malade, et parfois alors, il faut aller jusqu'à l'arti-

culation temporo-maxillaire. En voici quelques exemples.

OBS. XLVI. — *Tumeur sarcomateuse de la branche
gauche de la mâchoire. Résection de la moitié de cet
os. Guérison.*

« Un homme de trente ans, d'une bonne constitution,
était affecté d'une tumeur sarcomateuse occupant la
branche gauche de l'os maxillaire inférieur; elle venait
de l'alvéole d'une dent arrachée. On ce décida à emporter la portion d'os malade. La tumeur gênant beaucoup
l'opérateur pour pratiquer la désarticulation reconnue
indispensable, il fallut scier la branche un peu au-
dessus de l'angle , et enlever la portion antérieure de
l'os, ainsi que la partie correspondante de la tumeur
qui se trouvaient séparées par cette première section. Il
fut, dès lors, facile d'enlever le reste de l'os en coupant avec précaution les faisceaux ligamenteux qui
forment l'articulation temporo-maxillaire. Il n'y eut
à lier que l'artère faciale, et la guérison se fit avec
beaucoup de rapidité » (Mém. de J.-W. Cusack, *Archives générales de médecine*, décembre 1827, p. 590).

Cette observation est remarquable par le peu de
développement des vaisseaux dans une maladie qui
entraîne d'ordinaire l'agrandissement du système vas-
culaire dans son voisinage. Comme nous le verrons
encore dans la suivante, il a fallu diviser d'abord la
partie malade pour faciliter son ablation.

OBS. **XLVII.** — *Dégénération organique du côté droit et de la partie moyenne du corps de l'os maxillaire inférieur. Résection de toute la partie malade. Guérison.*

« Une jeune femme pâle et délicate était affectée d'une énorme tumeur s'étendant depuis l'articulation de la mâchoire du côté droit jusqu'à la dent canine du côté gauche. La maladie durait depuis cinq ans, et avait débuté par l'alvéole d'une dent nouvellement arrachée. Les douleurs étaient violentes et la santé notablement altérée. L'opération fut pratiquée par Cusack. La mâchoire fut sciée avec la scie à chaine au niveau de la première molaire du côté gauche. La tumeur, mise à découvert dans toute son étendue, fut divisée à un pouce au-dessous de l'articulation, et la portion d'os comprise entre les deux sections enlevée immédiatement. L'isolement de l'apophyse coronoïde fut très-difficile, à cause de ses adhérences avec le muscle temporal : la désarticulation du condyle offrit moins de difficultés. Quoique cette opération eût été longue et douloureuse, la guérison se fit peu de temps attendre. Au bout de six semaines la malade avait recouvré de l'embonpoint, et fut rendue à sa famille » (Cusack, mém. cité).

Obs. XLVIII. — *Dégénération et tumeur énorme du côté droit de la mâchoire. Résection de la partie malade. Guérison.*

« La maladie qui fait le sujet de cette observation ressemble beaucoup aux précédentes. Un homme éprouve des douleurs dans la mâchoire inférieure, et se fait arracher deux dents. Un coup reçu l'année suivante accroît les douleurs ; bientôt une tumeur s'élève à la place des dents arrachées, et augmente rapidement de volume, distend énormément la joue droite, s'avance dans la bouche, refoule la langue de manière à gêner notablement la respiration, la déglutition et la parole. L'état général d'abord fort mauvais, s'étant amélioré, on se décida à la résection. L'opération offrit beaucoup de difficultés ; l'os ramolli, et transformé en une masse lobulée, fut extirpé par fragments, enfin la désarticulation du côté malade permit d'achever la dissection de la tumeur. Le résultat en fut heureux. Au bout de quelque temps la santé du malade était complétement rétablie » (Cusack, mém. cité).

Cette observation est curieuse par l'état d'altération de l'os, qui était tellement ramolli et dénaturé, qu'on ne put l'extraire que par fragments.

Obs. XLIX. — *Ostéosarcôme de la mâchoire inférieure ; désarticulation et résection de la moitié
droite de cet os.*

« Une dame âgée d'une cinquantaine d'années entra
à la Pitié vers les premiers jours d'avril, pour se faire
traiter d'un ostéosarcôme fort considérable, qui avait
débuté depuis une dizaine d'années, et occupait la
moitié droite de la mâchoire inférieure, s'étendant en
arrière au delà de l'angle de la mâchoire, sans que
l'état des parties permît de préciser les limites, et en
avant au niveau de la seconde incisive droite. Pour
débarrasser la malade de cette tumeur, M. Lisfranc
se décida à emporter la moitié du corps de l'os.
Celui-ci fut scié au niveau de la dent canine droite,
et désarticulé avec précaution, pour éviter l'artère
carotide externe. Les artères ouvertes furent tordues.
Le douzième jour, le recollement du lambeau et la
cicatrisation étaient terminés. Six semaines après,
on put constater que la cicatrice était linéaire, et la
difformité peu apparente. Toutes les fonctions des
sens s'exécutent bien ; seulement, par instants, la malade éprouve dans l'œil droit un tressaillement avec
une sorte de brouillard qui voile les objets. Ce phénomène se dissipe au moyen d'un frottement sur
l'œil, et se renouvelle plusieurs fois par jour » (*Gazette
médicale*, 5 janvier 1839).

Obs. L. — *Contusion violente au côté gauche de la mâchoire ; tuméfaction très-considérable de l'os. Résection. Guérison.*

« Un homme ayant reçu un coup très-violent au côté gauche de la mâchoire, il survint un gonflement très-considérable de la branche correspondante de l'os, s'étendant depuis l'articulation jusqu'au menton. La résection fut pratiquée par le docteur Warren, sans que l'opération présentât rien de bien important à noter. L'os fut désarticulé dans une de ses jointures, et scié à la symphyse du menton. La guérison fut très-rapide ; au bout d'un mois le malade était sorti de l'hôpital. Margré la perte de la mâchoire, cet homme pouvait mordre et très-bien mâcher » (*Journal des progrès*, t. X, p. 250).

Quoique des portions très-considérables de la mâchoire aient pu être enlevées avec succès, comme on le voit dans les cas précédents, néanmoins il n'en est pas toujours ainsi : des accidents graves, et même la mort, suivent parfois ces opérations.

Obs. LI. — *Cancer de la mâchoire ; résection de la moitié droite du maxillaire inférieur. Mort par accidents cérébraux.*

« M. Lisfranc présente à l'Académie de médecine une pièce d'anatomie pathologique sur laquelle on voit qu'il a enlevé la moitié droite de la mâchoire inférieure, pour un cancer qui s'étendait jusqu'au sommet de la fosse zygomatique. Il a été obligé de vider celles-ci des parties molles qu'elle contenait, et de poursuivre la maladie jusque dans la fosse temporale, en passant sous l'arcade zygomatique. Pendant cette opération, les deux artères carotides ont été ménagées ; elles n'avaient point été liées préalablement. Les artères maxillaire interne, sous-mentale, sublinguale, faciale transverse et dentaire inférieure, ont été ouvertes et liées immédiatement. Pendant trois jours, cette opération paraissait devoir être couronnée de succès, lorsque tout à coup, malgré l'emploi réitéré des antiphlogistiques, le sujet a été enlevé par des accidents cérébraux dus à une inflammation des méninges, et à un épanchement séreux considérable, tant à la base du crâne que dans les ventricules latéraux » (*Arch. gén. de méd.*, 1829, t. XX, p. 605).

RÉSECTIONS NÉCESSITÉES PAR UNE DIFFORMITÉ.

Il s'agit ici d'un cas tout à fait exceptionnel, et qui ne se représentera guère sans doute, mais qu'il est cependant utile de faire connaître.

Obs. LII. — *Résection de l'extrémité interne de la clavicule. Guérison.*

« Miss Loffly était atteinte d'une déformation du rachis. Par suite des progrès de cette difformité, le scapulum fut porté peu à peu en avant et fit chevaucher l'extrémité interne de la clavicule derrière la partie supérieure du sternum, de manière à comprimer l'œsophage et à rendre la déglutition très-difcile. La difformité et l'émaciation étaient poussées à un très-haut degré lorsque M. Davie conçut l'idée d'enlever l'extrémité interne de la clavicule, et de soustraire ainsi la malade à une mort imminente. Il fit sur l'extrémité interne de la clavicule, et parallèlement à son axe, une incision de deux à trois pouces; il divisa toutes les connexions ligamenteuses environnantes aussi loin qu'il put les atteindre; puis il reséqua l'extrémité de l'os à un pouce de sa surface articulaire. Une lame de cuir battu avait été placée au-dessous de l'os pour protéger les parties molles, et la section avait été pratiquée au moyen de la scie de Hey ou de Scultet. L'os scié, il fallut rompre le ligament inter-claviculaire qui maintenait encore le fragment interne. La guérison fut prompte, et la malade recouvra tout son embonpoint » (A Cooper, trad. par Chassaignac et Richelot, p. 75).

Au rapport de Jœger, le même chirurgien aurait fait deux fois cette opération pour la même cause. Cela me paraît une erreur.

RÉSECTIONS NÉCESSITÉES PAR DES LUXATIONS COMPLIQUÉES.

Il n'est pas très rare que des luxations produites par de grandes violences, dans certaines arti culations, déterminent la rupture des téguments et la sortie des extrémités des os à travers cette ouverture, soit qu'il y ait seulement lésion de la contiguïté des os, soit qu'il y ait en même temps solution de leur continuité. Doit-on alors faire de grands efforts pour replacer les os disjoints, agrandir les ouvertures, etc.? Ou bien doit-on, lorsqu'on éprouve de grandes difficultés à faire cette réduction, reséquer les extrémités sorties? Les faits qui suivent pourront servir à éclairer cette question.

Obs. LIII. — *Luxation compliquée du coude. Résection de l'extrémité inférieure de l'humérus avec conservation des mouvements du coude.*

« Un homme qui courait à cheval à toute bride tomba et se luxa le cubitus ; l'os du bras passa à travers les téguments, et entra bien avant dans la terre ; il fut impossible de le réduire. J'imaginai qu'il n'y avait rien de mieux à faire que d'amputer le bras ; mais la famille du malade s'y opposa. Je fis appeler le docteur Taylor qui fut de mon avis ; le malade ne voulut point s'y rendre. Nous crûmes qu'il n'y avait point de meilleur parti à prendre que celui de scier l'humérus, ce que je fis environ à un pouce au-dessus du sinus qui reçoit l'olécrâne ; ensuite je plaçai le bras dans la situation que je crus la plus avantageuse, pronostiquant qu'il se ferait une ankylose. Je me trompai ; le malade vit encore, et peut exécuter tous les mouvements du coude aussi aisément que s'il n'eût jamais été blessé » (Obs. de Wainman, dans Park, citée par Moreau, p. 19).

OBS. LIV. — *Résection des os de l'avant-bras droit, par M. Hublier, de Provins; adressée à l'Académie de médecine.*

« Une jeune fille, âgée de vingt-trois ans, eut, le 7 octobre 1828, le poignet droit pris entre le timon d'une lourde voiture et un gros mur. La main fut renversée sur l'avant-bras; le cubitus, luxé en avant, sortait d'un pouce et demi à travers une plaie de même longueur dans le sens vertical, mais qui, se portant ensuite transversalement du cubitus au radius, et passant au-devant de l'articulation, présentait en ce sens quatre pouces de longueur. Dans cet endroit, la plaie n'intéressait que la peau. L'extrémité inférieure du radius était fracturée transversalement, et le fragment inférieur, long de huit à dix lignes, offrait une fracture longitudinale qui le partageait en deux portions, dont l'interne était un peu moins volumineuse que l'externe.

« Le premier jour, on appliqua des cataplasmes; le lendemain, on réduisit la luxation; et, le dixième, la malade fut apportée à l'hôpital. Elle était sans fièvre, remuait facilement le bras et les doigts, et semblait peu souffrir. Malgré le gonflement et la tension de la peau du dos de la main, de tout le poignet et des deux tiers inférieurs de l'avant-bras, on sentait la crépitation, mais on pouvait difficilement juger de la position des fractures.

«Le membre fut recouvert de cataplasmes et mis dans un bain pendant une heure, matin et soir, jusqu'au 19. Alors l'inflammation et le gonflement avaient cessé, et l'on reconnaissait mieux les désordres ; mais, depuis deux jours, il y avait de l'empâtement, cessation du mouvement des doigts, perte d'appétit, sommeil agité, malaise, fièvre, enfin une grande sensibilité aux environs de la plaie, qui donnait une suppuration abondante provenant de la fonte du tissu cellulaire et de la carie des os fracturés.

«Cet état, en se prolongeant, faisait craindre la perte de la malade ou celle du membre. «Nous pourrions, en effet, dit M. Hublier, citer deux cas semblables dans lesquels les malades sont morts, l'un à la suite d'une fracture légère et sans déplacement de l'olécrâne, l'autre à la suite de la luxation en avant de l'épitrochlée, avec fracture de la tubérosité externe de l'humérus. Dans ce dernier cas, toutes les parties molles déchirées livraient passage à cette éminence : ces deux malades ont vécu à peine vingt jours.»

«Dans le cas présent, il fallait donc prendre un parti. Les chairs paraissant encore saines, je crus devoir tenter la résection pour conserver la main.

«M. Hublier procéda à l'opération de la manière suivante : le cubitus, dégagé des parties voisines, fut amené hors de la plaie antérieure ; on plaça une attelle sous cet os, et on le scia à quinze lignes de sa partie inférieure ; derrière cette ouverture, on fit une incision de même longueur qu'elle, qui, en s'y réunissant inférieurement, formait un lambeau triangulaire dont la base était tournée en haut. Cette plaie donna plus de facilité pour faire sortir le radius, qui fut scié comme le cubitus, et à la même hauteur.

« L'artère cubitale ouverte fut liée. La réunion de la plaie a été faite au moyen de bandelettes agglutinatives.

« Cette opération a duré une heure, y compris le temps de repos accordé à la malade. Le pansement a été renouvelé le second jour et les jours suivants. L'appareil était mouillé avec de la décoction émolliente, légèrement animée d'eau-de-vie camphrée, toutes les fois qu'il séchait.

« Cette fille est sortie de l'hôpital, parfaitement guérie, le 6 décembre. Elle conserve les mouvements de tous les doigts, à l'exception du petit, qui est resté à demi fléchi ; le poignet n'est pas difforme et se soutient bien » (*Bulletin des sciences médicales*, t. XVII, p. 398, 1829).

Obs. LV. — *Luxation compliquée du pied. Résection. Guérison.*

(Observation de Moreau père, de Bar-le-Duc.)

« Le 25 juillet 1782, un cultivateur reçut, sur le tiers inférieur de la jambe gauche, le choc d'une roue échappée de son essieu. L'extrémité inférieure du tibia déchira les téguments, et sortit du côté interne ; le pied fut porté en dehors, et le péroné se rompit avec éclat à un pouce au-dessus de la malléole externe. Le

malade fut mal soigné. On appela Moreau le dix-neuvième jour. La peau, tant du côté interne que du côté
externe, était affectée de gangrène ; les plaies étaient
sanieuses, infectes, couvertes de vers ; l'extrémité
tarsienne du tibia faisait une saillie de deux pouces à
travers la peau ; le fragment inférieur du péroné irri-
tait et blessait les chairs ; enfin, le pied luxé restait
fortement en dehors. Le sujet était d'une bonne constitution ; d'ailleurs les muscles étaient intacts, le pied
dans un état favorable, et la gangrène avait borné ses
ravages à la destruction d'une partie de la peau. Moreau
scia l'extrémité dénudée et saillante, coupa à la
même hauteur le corps du péroné, enleva l'esquille
détachée du dernier os, et ne laissa de son fragment
inférieur que la malléole externe ; puis il redressa le
pied et le maintint en rapport avec la jambe. Aucune
exfoliation sensible n'eut lieu, et trois mois à peine
étaient écoulés que le malade était guéri.

« L'astragale, rapprochée du tibia et du péroné,
forma une articulation si solide, que le malade put,
l'année même de l'opération, marcher longtemps sans
se fatiguer à l'aide d'un talon élevé, car le membre
était raccourci en proportion des portions d'os enlevées ; les mouvements du pied sur la jambe n'ont rien
laissé à désirer » (*De la résection des extrémités tarsiennes*, thèse par Andrieux ; Paris, 1832, n° 214,
p. 10).

... Il est bien remarquable que, dans cette observation
comme dans celle de Wainman, la conservation des

mouvements était parfaite, au moyen de l'articulation nouvelle. Le cas suivant diffère un peu de ceux-là.

Obs LVI — *Luxation compliquée du pied en dedans. Résection. Guérison.*

« Taylor, âgé de treize ans, reçut un bateau sur la jambe. A la partie externe de l'articulation existait une large plaie à travers laquelle le tibia et un fragment du péroné faisaient saillie ; un fragment d'un pouce de longueur, formé par la malléole externe, tenait encore à l'astragale par ses ligaments ; le pied était tellement porté en dedans, qu'il pouvait être mis en contact avec la partie interne de la jambe ; et comme les muscles étaient relâchés, le pied était pendant et sans soutien. Je tentai la réduction ; mais le tibia ne pouvait être ramené sur l'astragale qu'avec de grands efforts, et il s'échappait immédiatement de cette position. Ce cas était évidemment l'un des plus favorables et l'un des plus propres à exiger l'amputation. Toutefois, je la rejetai, à cause de la bonne constitution du malade. L'extrémité inférieure du péroné, étant pendante et très-mobile, fut enlevée. Je fis ensuite la résection d'un demi-pouce de l'extrémité inférieure du tibia. Cette opération faite, la réduction fut facile. On appliqua sur la plaie de la charpie trempée dans le sang du malade, et on la recouvrit d'un emplâtre agglutinatif. La jambe fut entourée d'attelles et reposa sur le talon. Il survint à peine des symptômes généraux ; la plaie et l'articulation suppurèrent très-modérément, et la cicatrisation marcha d'une manière progressive. Le dix-septième jour, il se forma au-devant du tibia un abcès qu'on laissa s'ouvrir spontanément. Deux mois après l'accident, on permit au malade de s'asseoir et de marcher avec des béquilles. Au bout de douze semaines, la plaie était cicatrisée, le pied pouvait supporter le poids du corps, et, après une période de quatre mois, le malade marcha très-bien et avec très-peu de claudication. L'articulation du pied paraissait jouir de quelque mobilité ; mais les os du tarse devinrent bientôt assez mobiles pour diminuer l'état de roideur qui, sans cela, eût été le résultat de l'ankylose partielle du coude-pied » (Astley Cooper, trad. par Chassaignac et Richelot, p. 51).

Ici, c'est surtout dans le tarse que se passent les mouvements qui suppléent à l'articulation primitive ; mais le résultat n'est pas moins avantageux. L'observation qu'on va lire est moins favorable à la résection, une portion d'os s'étant nécrosée et ayant entretenu la suppuration pendant fort longtemps.

OBS. LVII. — *Luxation compliquée du pied en dehors. Résection.*

« Le 11 décembre 1818, M. West, en sautant de son cabriolet, se luxa le pied gauche, avec issue du tibia, à la partie interne de l'articulation. Le pied était pendant et sans soutien et fortement déjeté en dehors. On essaya de réduire. Mais le malade était fort irritable, et il eût fallu diviser la peau au niveau de l'articulation, la plaie étant située à un pouce et demi au-dessus. D'après ces motifs, le chirurgien reséqua l'extrémité du tibia, qui fut ensuite facilement réduit et maintenu. Les lèvres de la plaie furent réunies par suture, puis recouvertes de charpie imbibée de sang, et on plaça le membre dans un appareil à bandelettes et à attelles qui fut constamment humecté avec un mélange d'eau blanche et d'alcool. On saigna le malade et on lui fit prendre de l'opium; et le lendemain un purgatif. L'inflammation fut modérée, mais la suppuration s'établit dans la plaie et continua de se faire avec abondance jusqu'au 7 janvier. Alors elle commença à diminuer. Le 12 du même mois, il ne restait qu'une petite plaie recouverte de bourgeons charnus. Cette petite plaie persista, et permit bientôt de sentir l'os à nu. Au mois d'août, la plaie existait encore, et l'élimination de la partie osseuse n'avait pas eu lieu » (*Ibid.*, p. 52).

OBS. LVIII. — *Luxation compliquée du pied en dehors. Résection. Guérison.*

« Williams, marin robuste, âgé de trente-huit ans, à la suite d'une chute de vingt-six pieds de haut, présenta une luxation du pied droit en dehors, avec plaie transversale, large de quatre pouces, laissant saillir le tibia dans la longueur de trois pouces sur le côté interne du calcanéum. Le péroné était fracturé. On enleva par un trait de scie toute l'extrémité cartilagineuse du tibia, puis on le réduisit, et on pansa la

plaie comme dans le cas précédent, mais sans suture.
Le 2 septembre, on ouvrit un abcès au côté externe.
Le 21 du même mois, les deux plaies étaient cicatrisées. Le 4 octobre, le malade n'avait pas encore quitté
le lit, et continuait à se servir des attelles. Il y avait de
la mobilité à l'articulation du pied » (*Ibid.*, observ. de
Charles Averil).

OBS. LIX. — *Luxation compliquée du pied en dehors.
Résection. Guérison.*

« Un cocher de diligence eut la jambe droite prise
sous sa voiture qui versa; le pied fut luxé en dehors;
le tibia et le péroné sortaient à travers la peau dans
une étendue de quatre pouces, et présentaient plusieurs esquilles. Des fragments du péroné, qui étaient
restés adhérents à l'astragale, furent emportés avec le
bistouri, et les surfaces osseuses égalisées avec la scie
à un pouce et demi au-dessus de la malléole interne,
c'est-à-dire dans toute la portion dépouillée de périoste. La réduction fut dès lors facile, et la plaie fut
réunie par première intention. Le membre était constamment arrosé d'eau blanche. En sept semaines la
guérison fut confirmée, sans avoir été entravée par
le plus léger accident. Quelques mois plus tard le
malade marchait parfaitement; la jambe blessée était
à peine raccourcie, et bientôt il put reprendre ses
occupations ordinaires » (Communiqué par G. Hickes,
pag. 54, *ib.* A. Cooper).

Obs. LX.—*Communiquée par sir G. Cooper. Luxation compliquée du pied. Résection. Guérison.*

« Ce cas est presque entièrement semblable au précédent. Un peintre tombe avec son échelle ; le pied est pris entre deux barreaux ; il en résulte une luxation du pied en dedans, avec fracture compliquée du tibia et du péroné. Ce dernier était fracturé à cinq pouces au-dessus de l'articulation, tandis que le tibia était rompu longitudinalement dans une étendue de trois pouces, à partir de l'articulation. Le plus petit fragment du tibia, long de trois pouces, était resté adhérent à la malléole interne, tandis que le tibia et le péroné fracturés traversaient les téguments un peu en avant de la malléole externe restée en place. La réduction étant impossible, il fallut réséquer les portions saillantes des deux os ; alors on put les remettre à leur place, et le malade guérit très-bien en cinq semaines, après la séparation d'une eschare. Les deux fragments du tibia se soudèrent, et, en 1820, la jambe était presque aussi utile qu'avant l'accident » (*Ibid.*).

Obs. LXI.—*Recueillie par M. Sandfort et communiquée par M. Carden.*

« Un jeune garçon ayant eu le pied luxé en dedans, avec issue du tibia, la portion saillante de cet os fut réséquée, et le malade guérit en peu de temps » (A. Cooper, *ibid.*).

Quoique trop écourtées, et manquant de détails utiles, toutes ces observations sont fort curieuses, et pour la rapidité des guérisons, et pour la beauté des résultats qui laissent les membres peu raccourcis, mobiles, et remplissant bien leurs fonctions.

Sir A. Cooper a tenté une expérience pour savoir ce qui se passait quand la résection d'une extrémité osseuse avait eu lieu. Ayant emporté l'extrémité inférieure du tibia chez un chien, il le disséqua au bout de plusieurs semaines, et trouva que, de la surface reséquée naissait une substance *fibro-cartilagineuse* qui se dirigeait vers le cartilage de l'astragale, auquel elle était adhérente. Ce cartilage paraissait détruit seulement dans un petit espace : il n'y avait aucune cavité entre le tibia et l'astragale. La largeur et la souplesse de cette substance fibro-cartilagineuse permettaient aux deux os de se mouvoir l'un sur l'autre. Sir A. Cooper part de ce fait pour démontrer la nécessité d'imprimer au membre malade des mouvements qui puissent s'opposer à l'ossification complète du tissu nouveau, et par suite à l'ankylose.

Obs. LXII. — *Luxation compliquée du pied. Résection.*
Guérison.

« Un homme de trente-deux ans, étant renversé sur le côté gauche du corps, reçut sur la malléole interne droite le choc d'une pièce de charpente. Ce ne fut que le troisième jour que M. Deschamps fut appelé ; il reconnut une fracture avec plaie au tiers inférieur du péroné ; l'articulation du cou-de-pied était complétement ouverte. La malléole interne était séparée presque transversalement du tibia. Le pied était renversé en dehors. Quoique l'engorgement s'étendît vers le bas de la jambe, les douleurs étaient peu fortes, et le malade était calme et sans fièvre. M. Deschamps crut devoir temporiser. Il détacha seulement la portion fracturée de la malléole. La plaie fut pansée et recouverte de cataplasmes. Vingt jours après l'accident, la plaie était en bon état, mais le tibia excédait l'articulation de deux pouces et demi. M. Deschamps en fit la résection ; puis il mit presque en contact l'extrémité sciée de l'os avec la surface de l'astragale, ce qui permit de replacer le pied dans la situation naturelle. Il ne survint aucun accident, et six mois plus tard la plaie était tout à fait cicatrisée. La plaie de la fracture du péroné, dont les fragments étaient chevauchés, ne fut fermée qu'un mois après. Le blessé porte une bottine à semelle très-élevée pour soutenir son pied, sur lequel il s'appuie et peut marcher » (*De la résection des extrém. tars.,* thèse par Andrieux ; Paris, 1832, n° 214, p. 12).

Ici on s'est contenté de reséquer le tibia sorti, en laissant le péroné, dont les fragments chevauchaient, ce qui a contribué à retarder la guérison. Du reste, le résultat est aussi très-satisfaisant. Mais le plus remarquable fait de ce genre est celui que je vais reproduire.

OBS. LXIII. — *Luxation des deux pieds avec issue des tibias. Résection des deux tibias et d'un des péronés. Très-bel exemple de guérison.*

« Une jeune fille de seize ans fut renversée par une masse considérable de terre qui s'éboula sur elle, et dont elle eut les pieds et les jambes recouverts. MM. Josse et Ladent, chirurgiens de l'Hôtel-Dieu d'Amiens, virent cette jeune personne quatre heures après l'accident, et la trouvèrent les pieds renversés sur les jambes, le tibia et le péroné gauche, et le tibia droit sortant à travers de larges plaies, et dépassant la plante des pieds.

« Le pied gauche renversé en dedans était totalement séparé du tibia et du péroné ; la capsule articulaire et les ligaments de l'articulation étaient complétement déchirés.

« Il semblait que le pied ne tenait plus à la jambe que par le tiers au plus des parties molles. Cette plaie s'étendait du bord externe des tendons réunis des muscles bifémoro-calcanéens au bord antérieur de la malléole interne.

« A deux pouces au-dessus de la malléole interne droite existait aussi une plaie transversale bien moins grande ; elle n'occupait que la moitié interne de la circonférence de la jambe. L'extrémité inférieure du tibia sortait par cette plaie, détachée de son épiphyse articulaire, qui était restée en rapport avec l'astragale. Le péroné était fracturé dans son quart inférieur ; cette fracture était sans esquilles.

« Les os luxés avaient souffert par le contact des terres et des pierres; le droit était complétement dénudé dans l'étendue de plus de deux pouces; le périoste du tibia et du péroné gauche était arraché sur divers points, ainsi que la substance compacte. Le cartilage articulaire du tibia et du péroné était desséché par l'air, et le pied de ce côté fortement contus, sans qu'il y eût ni fracture ni déplacement apparent dans les os.

« Le gonflement des parties, le renversement des pieds, la saillie considérable des os luxés, la déchirure des capsules articulaires, et les douleurs affreuses que produisaient les mouvements, paraissaient autant de circonstances qui rendaient les tentatives de réduction difficiles, inutiles, impossibles, malgré les débridements, et dangereuses par les déchirements, les douleurs, l'inflammation, et le tétanos, qui pouvaient en résulter. La résection fut décidée, et deux pouces du tibia droit, et un pouce et demi du tibia et du péroné gauche furent sciés. Les pieds furent ensuite ramenés dans leur position naturelle, et maintenus en contact avec les os coupés par des compresses et un bandage à dix-huit chefs.

« Trois mois après l'opération, la jeune fille marchait avec un bâton, qui lui devint inutile un mois plus tard, quoiqu'elle eût encore une légère claudication. Voici le compte que rendirent les commissaires nommés par la Faculté pour vérifier ce fait curieux et important.

« 1° La jeune fille marche facilement avec une légère claudication qui ne l'empêche pas de sauter, de danser, et de se livrer à tous les exercices et aux jeux propres à son âge.

« 2° Les cicatrices des blessures sont fermes, solides et égales.

« 3° Les mouvements de l'articulation de la jambe droite avec l'astragale sont libres et s'exécutent avec la plus grande aisance, parce que, dans cette jambe, les épiphyses inférieures du tibia et du péroné sont restées en place.

« 4° A la jambe gauche, l'astragale est ankylosé et soudé avec le tibia et le péroné, et les mouvements du pied s'exécutent sur la tête de l'astragale et sur la scaphoïde.

« 5° Si les deux malléoles existent à la jambe droite, c'est que les épiphyses ont été conservées, tandis qu'à la jambe gauche, l'articulation ayant été découverte, la surface de l'astragale s'est soudée avec le tibia et avec le péroné, dont la fracture a permis un chevauchement après l'ablation de l'extrémité correspondante du tibia. Enfin le cal qui a servi à souder cet astragale a produit en même temps sur les côtés deux éminences saillantes, qui simulent des malléoles, ce qui a pu faire croire que cette extrémité n'avait pas été amputée.

« 6° Il résulte évidemment de l'examen de cette jeune fille que ses jambes ont perdu un peu de leur longueur et de leurs proportions naturelles, comparativement à celle des cuisses » (*Bull. de la Société de la Faculté*, 1819, n° 9).

Après un fait comme celui qu'on vient de lire, dois-je parler de la résection d'une tête de phalange ? Cependant, l'observation suivante a aussi sa valeur, pour montrer l'innocuité de la résection à la suite de plaies compliquées des articulations.

OBS. LXIV. — *Déchirure de l'articulation du pouce.*
Résection. Guérison.

« Un canonnier ayant le pouce sur la lumière de sa pièce au moment de l'explosion, en eut ce doigt déchiré. L'articulation inter-phalangienne était largement ouverte, et les tendons fléchisseurs étaient dilacérés. Sous l'influence des extenseurs, la dernière phalange se renversait sur la première, et ne pouvait garder sa position normale. On reséqua la tête de la première plalange qui était séparée des parties molles, et la guérison fut bientôt obtenue » (Bobe-Moreau, *Journ. gén. de méd.*, t. XXVI, p. 165).

On a vu, dans plusieurs des cas précédents, la résection pratiquée pour des luxations compliquées de fractures ; mais des fractures sans luxation, des fractures comminutives, intéressant ou avoisinant les extrémités articulaires, peuvent réclamer le même traitement.

RÉSECTIONS NÉCESSITÉES PAR UNE FRACTURE COMPLIQUÉE.

OBS. LXV. — *Écrasement des deux tiers du premier métacarpien. Résection. Guérison.*

« Un homme avait eu l'éminence thénar saisie par la dent d'un cheval. Le premier os du métacarpe avait été brisé, et les fragments de cet os entretenaient un engorgement considérable et une suppuration abondante. M. Roux eut d'abord la pensée de pratiquer l'extirpation complète du métacarpien, en conservant le pouce, comme il a fait dans deux autres cas, avec le plus beau succès et avec un résultat si avantageux pour les fonctions de la main. Toutefois, lorsqu'il eut mis l'os à découvert, et reconnu que l'extrémité inférieure ne participait pas au désordre, il conserva cette partie en coupant l'os, de dessous en dessus, avec une petite scie à chaîne. Raccourci de la longueur d'une phalange environ, le pouce resta pour rendre encore d'importants services » (Mém. lu à l'Acad. des sciences, par M. Roux ; *Revue méd.*, 1830, janvier).

Mais, le plus souvent, c'est dans les plaies d'armes à feu que se présente la nécessité d'en agir ainsi. Parfois même, alors, la résection se trouve, en quelque sorte, faite par le projectile, et malgré l'irrégularité d'une pareille plaie, les blessés peuvent guérir, comme je vais le prouver.

Obs. LXVI. — *Plaie avec perte de substance de la partie supérieure du tibia, guérie avec ankylose.*

« Un capitaine de vaisseau fut, dans un combat, blessé à la partie supérieure de la jambe par un petit boulet. Les téguments, une partie de l'aponévrose des extenseurs de la jambe, la portion antérieure du ligament capsulaire, environ trois pouces de la partie supérieure du tibia, une petite portion de la partie inférieure de la rotule, la *tête du péroné*, et une petite portion des condyles du fémur étaient emportés. Des accidents inflammatoires et nerveux fort graves se déclarèrent; le membre était froid et menacé de gangrène; cependant au bout de cinq semaines, un abcès s'étant formé à la partie inférieure de la cuisse et ayant été ouvert, une amélioration très-notable survint, et le malade ne tarda pas à guérir avec une ankylose » (Percy, *Chirurgien d'armée*, p. 263).

Obs. LXVII. — *Plaie du coude avec ablation de l'olécrâne, etc., par un coup de feu.*

« Un soldat reçut, au siége d'Ypres, un coup de feu qui emporta l'aponévrose des muscles extenseurs de l'avant-bras , *l'olécrâne* et une portion du condyle externe de l'humérus. Plusieurs incisions de débridement furent faites , mais n'empêchèrent pas des accidents assez graves de se déclarer; cependant la suppuration s'étant bien établie, une portion de l'aponévrose se détacha, les os s'exfolièrent, et le malade fut guéri au bout de trois mois » (Percy, *Chirurgien d'armée*, p. 265).

Mais le plus souvent, dans ces plaies, l'art, venant au secours des blessés, est obligé d'achever la résection commencée par l'accident, c'est-à-dire de détacher de ses liens articulaires et de retrancher l'extrémité de l'os séparée de son corps; et tantôt alors il se borne à enlever cette extrémité et les esquilles environnantes, sans toucher à l'autre fragment; tantôt il resèque en outre celui-ci pour régulariser sa surface. Voici des observations de chacun de ces cas.

RÉSECTIONS DANS LES PLAIES D'ARMES A FEU.

Obs. LXVIII. — *Fracture par arme à feu de la partie supérieure de l'humérus. Extraction de la tête de l'os et d'esquilles. Guérison par ankylose.*

« Ficher reçut, à la prise d'Alexandrie, un coup de feu au bras gauche. La balle, qui avait son entrée à trois centimètres de la clavicule, près de l'aisselle, avait traversé une portion du grand pectoral, du coracobrachial, et produit une fracture à l'humérus au-dessous des tubérosités, avec quelques éclats du corps de cet os, dont la tête était restée intacte et attachée aux tendons scapulaires; enfin elle s'était fait jour à la partie diamétralement opposée, en coupant, dans son passage, les artères circonflexes qui fournirent une hémorrhagie considérable : aussi le blessé se trouvait très-affaibli.

« Après m'être assuré de ce désordre, je débridai profondément l'entrée et la sortie de la balle ; mais n'ayant pu désarticuler la tête de l'humérus par cette voie, j'imaginai de pratiquer une incision longitudinale sur le centre du deltoïde dans le point saillant de l'articulation. Je fis relever le bras, écarter les bords de cette division, et à l'aide de mon bistouri boutonné, je coupai circulairement les ligaments et les tendons du pourtour de l'articulation ; ensuite je fis sortir la tête de cet os par la même ouverture, et j'eus le soin d'emporter toutes les esquilles. Je rapprochai le bras de l'épaule et confiai le soin de ce blessé à M. Masclet, qui le conduisit à la guérison en soixante jours La portion fracturée du corps de l'humérus s'était exfoliée, et l'os avait contracté des adhérences avec l'omoplate » (Larrey, *Mém. de chir. milit.*, tom. II, p. **177**).

OBS. LXIX: — *Plaie d'arme à feu semblable à la précédente. Guérison avec mobilité.*

« Le nommé Lafargue fut atteint, au siége d'Acre, d'un coup de feu parfaitement semblable à celui du sujet précédent. Je suivis le même procédé pour extraire la tête de l'humérus, et le blessé fut guéri à peu près dans le même temps que l'autre ; mais chez lui, le bras ne s'ankylosa point avec l'épaule ; il s'y forma, au contraire, une espèce d'articulation qui permettait de légers mouvements en tous sens. Il est à remarquer aussi que ce militaire avait moins de force à la main et à l'avant-bras que ceux chez qui l'ankylose avait lieu » (*Ibid.*, p. 179).

Les deux observations précédentes offrent des circonstances analogues et un même succès. Mais , dans la première , la guérison se fit par ankylose, ce qui paraît être le cas le plus ordinaire alors ; dans la seconde, il se forma une sorte d'articulation. Les mouvements y gagnèrent , mais, en revanche , la force du membre était moindre.

OBS. LXX. — *Plaie d'arme à feu avec fracture de la tête de l'humérus, de l'acromion, de l'apophyse coracoïde, de la clavicule. Extraction des parties fracturées. Guérison.*

«A la bataille des Pyramides , Gravel, âgé de dix-sept ans, fut frappé à l'épaule droite d'un coup de boulet du calibre de quatre livres. La peau céda à son impulsion, et ne se rompit que sur la saillie de l'acromion; cependant la tête de l'humérus, l'extrémité humérale de la clavicule, l'acromion et l'apophyse coracoïde furent rompus; une grande portion du deltoïde se trouva désorganisée. Malgré ce délabrement je conçus l'espoir de conserver le membre à ce blessé. Les vaisseaux axillaires et les tendons du creux de l'aisselle étaient intacts ; il me fut assez facile, au moyen de quelques incisions, d'extraire l'acromion et l'extrémité humérale de la clavicule déjà déplacée. L'extraction de la tête de l'humérus fut plus difficile à raison des tendons qui la tenaient fortement fixée contre la cavité glénoïde de l'os scapulum. L'opération ne fut troublée par aucun accident. Au bout de quinze jours les accidents inflammatoires, d'abord intenses, se calmèrent. La portion de l'humérus, nécrosée par l'effet de la fracture, s'exfolia, et par suite l'épine du scapulum et sa cavité glénoïde. Bientôt les plaies se cicatrisèrent, le bras se souda avec l'épaule par le rapprochement gradué que j'avais exercé de cette première partie sur la dernière ; enfin, ce jeune homme se trouva complétement guéri » (Larrey, *ibid*, p. 178).

Quoique ce cas fût beaucoup plus grave que les précédents, la guérison n'en a pas moins été obtenue encore par la simple extraction des parties déchirées. Je vais maintenant rapporter des exemples dans lesquels le chirurgien a retranché avec la scie l'extrémité de l'os, en faisant ainsi une opération plus compliquée, et probablement plus grave.

Obs. LXXI. — *Résection de l'extrémité supérieure de l'humérus. Guérison.*

« Un homme avait reçu à l'épaule deux balles, dont l'une, ayant pénétré par la partie supérieure de l'épaule, avait emporté le bord interne de l'acromion, écrasé la tête de l'humérus et une partie du corps de l'os, et était sortie à travers le muscle deltoïde ; l'autre n'avait intéressé que les parties molles. Une incision fut pratiquée, qui réunissait les deux ouvertures antérieures des plaies ; la capsule fut largement ouverte, la tête de l'humérus fut détachée des muscles qui s'insèrent à son voisinage, et l'os fut scié à un pouce environ au-dessous de son col. La plaie fut cicatrisée au bout de trois mois, l'extrémité de l'humérus était distante d'environ quinze lignes de la cavité glénoïde, mais peu à peu les contractions musculaires la rapprochèrent de l'apophyse coracoïde, où elle contracta des adhérences. Là, une nouvelle articulation s'est formée en huit ou neuf mois, et le malade put exécuter des mouvements dans tous les sens » (*Journal des progrès*, t. VII, p. 250 ; obs. de M. Reynaud de Toulon).

Obs. LXXII. — *Fracture comminutive de la partie supérieure du fémur. Résection. Mort.*

« Lisieux, soldat, fut frappé d'une balle de rempart à la partie externe et supérieure de la cuisse gauche. Il tomba dans un état de commotion assez profond. Après le débridement, on reconnut une fracture en éclats du col du fémur et du grand trochanter, qui était détaché du reste de l'os. Le désordre des parties molles était peu considérable, mais l'état général trèsfâcheux. Après trente-six heures, M. Seutin pratiqua la résection au moyen d'une incision étendue de la crête iliaque à trois pouces au-dessous du grand trochanter. La tête du fémur, qui était séparée du col au

niveau du bord de la cavité cotyloïde, fut difficile à
en extraire. En tout, six pouces de l'os furent enlevés.

« Pendant les premiers jours, l'état du malade s'a-
méliora, et la commotion se dissipa. Mais bientôt la
gangrène survint, et le malade succomba le le neuvième jour » (Obs. de M. Seutin, par M. Paillard ;
Gaz. méd., 1833, p. 165).

Ainsi, malgré la gravité de ces cas, l'opération
peut encore réussir, comme le prouve l'observation LXXI. Quant au dernier, après un pareil désordre, et la résection de l'extrémité supérieure du fémur, le résultat serait beaucoup plus étonnant si le
malade avait survécu.

DEUXIÈME PARTIE.

DE LA RÉSECTION DES EXTRÉMITÉS ARTICULAIRES DES OS EN GÉNÉRAL.

Je rappellerai que les résections articulaires sont
des opérations par lesquelles on retranche, dans une
étendue variable, l'extrémité articulaire d'un ou de
plusieurs des os qui concourent à former une jointure susceptible de mouvements. Il est bien évident,
d'ailleurs, qu'il ne peut point s'agir de la résection
des articulations anormales formées par suite de
solution de continuité dans le corps des os longs :

C'est une question diverse à plusieurs égards, quoiqu'elle se rapproche, sous beaucoup de rapports, de
celle qui m'est proposée.

Généralement on comprend, dans le mot de *résection*, l'idée d'une section ou d'une solution de continuité pratiquée par l'art dans l'os ou les os à retrancher. Cependant on a rangé aussi parmi les résections
les cas dans lesquels une extrémité articulaire étant
séparée du corps de l'os par une plaie d'arme à feu, par
exemple, cette extrémité a été enlevée ou extirpée
au moyen d'incisions convenables et de la division des
ligaments qui la retiennent attachée aux os voisins
(*voy.* obs. 68 et suiv.). Mais au moins faut-il, pour
qu'il y ait véritablement résection articulaire, que l'art
ait détruit les moyens d'union de la jointure, afin
d'en séparer un des éléments qui la constituent. On
ne saurait, par conséquent, attribuer, comme on l'a
fait, à Boucher la première idée des résections articulaires, puisqu'il parle seulement de l'extraction des
esquilles, et que nulle part dans son mémoire il n'est
question de l'ablation des extrémités articulaires des
os. Cette dernière opération ne lui appartient donc
pas, et ne peut être considérée tout au plus que
comme une application plus large des idées qu'il avait
émises. Du reste, c'est à peu près ainsi que M. Roux
a envisagé l'opinion de Boucher, dans sa thèse si remarquable sur les résections.

On ne saurait non plus rapporter aux résections
les cas dans lesquels la nature ayant séparé des extrémités osseuses, soit à la suite de fractures ou d'au-

tres accidents, l'art n'a fait que recevoir les parties nécrosées et détachées du reste, ou aider leur sortie par de simples tractions. Ainsi est-il de l'observation de Saviard, consignée dans son Recueil (p. 162, in-12, 1784) sur la mortification et la séparation de l'extrémité inférieure du tibia, à la suite d'une fracture très-compliquée; ainsi de l'observation de Thomas, rapportée dans le mémoire de Sabatier (*Mémoire de l'Institut*, t. v, p. 367). C'était, en quelque sorte, des enseignements que la nature donnait aux chirurgiens.

Les résections articulaires présentent, d'ailleurs, d'assez grandes différences, suivant qu'on retranche seulement l'extrémité de l'un des os contigus dans une jointure, l'une des deux parties opposées qui forment la jointure, ou que l'on retranche à la fois les deux parties mobiles l'une sur l'autre, c'est-à-dire toutes les extrémités osseuses qui la constituent. Dans le premier cas, une surface de section osseuse se trouve en contact avec une surface encroûtée de cartilage; dans le second, qui ne diffère pas des résections pratiquées dans la continuité, deux surfaces de section se trouvent opposées. Sous ce rapport on pourrait distinguer les résections en deux espèces : 1° *Résection partielle*; 2° *résection complète*. Les résections diffèrent beaucoup aussi, suivant que l'os ou les os à retrancher sont encore renfermés dans leur articulation plus ou moins altérée, mais entière, ou à peu près entière, ou bien suivant, au contraire, que l'articulation est largement ouverte et déchirée par une violence extérieure. Nous reviendrons plus loin sur ces différences importantes. Voyons d'abord quels cas réclament ou peuvent réclamer la résection.

Indications et contre-indications.

Toute affection articulaire qui entraîne presque inévitablement la mort du malade réclame la résection des os altérés ou bien l'amputation du membre, quand ces opérations sont possibles. Il en est de même de toute lésion des parties qui composent une articulation, lorsque cette lésion est reconnue incurable, et qu'elle est pour le sujet une source d'incommodités ou de dangers plus graves que ceux qu'entraîne l'opération ; lorsqu'enfin la maladie est susceptible de guérir par d'autres moyens, mais que l'emploi de ces moyens offre plus de dangers et moins d'avantages probables que les opérations dont nous venons de parler. Mais comment déterminer la limite où l'on ne peut se confier plus longtemps aux ressources ordinaires, la limite où elles sont impuissantes ou moins avantageuses ? Comment déterminer laquelle des deux opérations doit être préférée ? Ce sont là des questions fort difficiles à traiter, non susceptibles d'une solution précise, au moins dans l'état actuel de la science, et que je ne pourrai d'ailleurs aborder qu'en examinant en particulier chacune des maladies dont il s'agit. Auparavant, je dois exposer, en général, les conditions relatives et les résultats comparatifs de l'amputation et de la résection.

Du reste, il doit être bien entendu que je ne parlerai

de l'amputation que pour les cas où elle peut être opposée à la résection. Je n'entends pas faire l'histoire générale de l'amputation, qui ne m'est pas demandée.

Comparaison de l'amputation et de la résection. Suites immédiates.—Je ne puis ici présenter que des données très-générales, en examinant en elles-mêmes ces deux opérations. Lorsque je parlerai des maladies qui les réclament et des régions où elles peuvent être pratiquées, je tâcherai, autant que cela me paraîtra possible, d'indiquer à quels cas paraît plus spécialement convenir l'amputation, à quels cas la résection.

Si les résections n'étaient pas aussi graves qu'elles le sont, si elles ne mutilaient parfois considérablement les membres dans leur longueur et leurs mouvements, au point même de rendre, dans certains cas, les membres ainsi conservés plus embarrassants qu'utiles, nous n'aurions pas à discuter la question de leur valeur et de leurs avantages. Mais malheureusement, à côté d'un certain nombre de résultats remarquables, quelquefois merveilleux, on trouve un si grand nombre de résultats funestes, inutiles ou insignifiants, qu'il faut bien chercher à savoir de quelle part doit pencher la balance. Dans l'impossibilité de juger de leur valeur absolue et de leur valeur comparée à celle des amputations, par une bonne statistique qui n'existe pas et qu'on ne pourrait établir avec les faits connus, cherchons du moins à les apprécier d'une manière approximative, par ce que nous apprennent ces mêmes faits.

Les résections sont des opérations très-laborieuses, délicates, très-douloureuses et fatigantes pour les malades, toujours fort longues ; car, parmi les opérations citées, la plus rapidement faite a duré dix minutes, il en est qui ont duré une heure, et un grand nombre n'ont pu être terminées en moins d'une demi-heure. Elles sont d'ailleurs inévitablement accompagnées de tiraillements, de froissements et souvent de dilacérations des tissus. Les amputations, au contraire, sont rapidement faites, peu douloureuses proportionnellement, et donnent des plaies régulières, égales, à section nette, beaucoup mieux disposées pour la réunion immédiate ou une cicatrisation rapide.

Après les résections, comme après les amputations, la plaie peut guérir sans suppuration, ou par l'intermédiaire de la suppuration. Nous avons cité des cas de réunion immédiate ; mais ces faits sont rares, exceptionnels, et presque toujours les résections entraînent à leur suite une suppuration abondante, et de très-longue durée ; dans certaines observations, on voit que des fistules ont persisté pendant un an, et même deux ans. La marche de la guérison peut être traversée, retardée, et même empêchée par des accidents capables de causer la mort. Ces accidents sont primitifs ou consécutifs. Les premiers sont l'hémorrhagie, une douleur très-vive, une inflammation violente, la gangrène, le tétanos. L'hémorrhagie est peut-être moins à craindre à la suite des résections que des amputations, parce qu'ordinairement dans les premières on ne divise pas de gros vaisseaux. Cependant elle est venue plus d'une fois compliquer les suites de la résection. Le tétanos, au contraire, est plus à craindre qu'après l'amputation. Il en est de même de la gangrène et de l'inflammation violente. L'inflammation est fréquemment très-forte à la suite des résections. Les accidents consécutifs sont un érysipèle simple ou phlegmoneux des bords de la plaie, des phlegmons inter-musculaires, la phlébite, des fusées purulentes, l'inflammation du périoste, du tissu médullaire, et du tissu des os reséqués, la gangrène ou pourriture d'hôpital, ou bien une affection plus ou moins éloignée des diverses parties du corps, et surtout des viscères, comme les abcès dits *métastatiques*, et par suite la suppression ou la diminution de la suppuration, et ordinairement enfin la mort.

Ces divers accidents n'appartiennent pas moins aux résections qu'aux amputations. On a vu aussi le tétanos entraîner la mort d'un malade deux mois après une résection. Enfin, des hémorrhagies consécutives, même fort graves, ont eu lieu quelquefois à la suite des résections.

Toutes ces complications sont communes à un si grand nombre de plaies, que je me bornerai à les mentionner. Mais je dirai un mot de l'inflammation du périoste, de la moelle, du tissu des os reséqués, surtout d'après ce que j'en ai appris par les recherches de mon frère, dont j'ai pu étudier les pièces anatomiques.

Quelques jours après qu'un os a été coupé par une amputation, par exemple, le périoste et souvent en même temps le tissu cellulaire sous-musculaire contigu au périoste, s'enflamment. Tantôt alors le périoste se sépare de l'os, tantôt il y reste attaché. S'il s'en sépare, le tissu de l'os se nécrose dans une étendue proportionnée au décollement du périoste. Si ces derniers phénomènes arrivent dans les os courts et dans le renflement des extrémités des os longs, ils y sont du moins beaucoup plus rares que dans le corps des os longs, car mon frère, qui a fait beaucoup de recherches sur ce sujet ne les y a pas encore observés. La grande vascularité des parties spongieuses du système osseux pouvait le faire prévoir.

Mais quand le périoste est décollé, que l'os sous-jacent se nécrose, si le périoste décollé et enflammé ne se détruit pas, ne se désorganise pas par la suppuration, il sécrète bientôt des fluides organisables qui s'ossifient promptement. Et si le malade meurt du quinzième au vingt-cinquième jour, on trouve déjà l'ancien os entouré d'une lame papyracée plus ou moins épaisse et complète, sillonnée de vaisseaux partout, et criblée de trous vasculaires très-fins. Quand le corps de l'os est mort, tout cet étui remonte alors jusqu'au renflement de l'extrémité de l'os, comme la nécrose elle-même.

Quand le périoste enflammé ne se détache point de l'os, le tissu de l'os ne se nécrose plus, mais il s'enflamme avec le périoste; il se creuse de sillons vasculaires à sa surface, probablement parce que les vaisseaux sous-périostiques augmentent de volume. En même temps il se crible de trous vasculaires, probablement parce que les vaisseaux du tissu compacte, augmentant aussi de volume, résorbent autour d'eux la substance osseuse qu'ils traversent, ou sécrètent autour d'eux une substance organisable qui résorbe la substance osseuse.

Quand le tissu médullaire s'enflamme, il devient d'un rouge plus ou moins foncé, et quelquefois d'un gris-ardoise. Lorsque la section des os en a ouvert le canal médullaire, le tissu qui remplit ce canal peut se gonfler au point de faire saillie par l'ouverture de la section. Les veines des os sont ordinairement enflammées avec le tissu médullaire dont elles font, en quelque sorte, partie.

Quant au tissu osseux, il s'enflamme avec le périoste, se nécrose par suite du décollement du périoste; mais il peut s'enflammer aussi avec la moelle, et se nécroser, au moins à l'intérieur, par la destruction du tissu médullaire.

D'autres observateurs ont émis à cet égard des opinions un peu différentes. M. Reynaud, cité par M. J. Cloquet (*Dict.* en 25 vol., art. AMPUTATION), attribue et la nécrose et le décollement du périoste à l'inflammation et à la gangrène de la moelle. Mais, comme il a observé le décollement du périoste en même temps que la nécrose et l'inflammation de la moelle, il n'est pas en droit de conclure que la phlegmasie intérieure, plutôt que la phlegmasie extérieure à l'os, a été cause de sa mort. Et si l'on se rappelle que, dans quelques-unes des observations que j'ai rapportées plus haut, Moreau a creusé avec la gouge l'intérieur de l'os après en avoir reséqué l'extrémité, ce qui n'a aucun inconvénient, dit-il, et ce qui, en effet, n'a point déterminé de nécrose dans ces cas, on sera, je pense, amené à conclure, comme mon frère, qui s'appuie, d'ailleurs, sur un grand nombre de faits anatomiques et pathologiques, que l'inflammation et la nécrose de l'os paraissent plus souvent liées à l'état du périoste. J'ai insisté sur ce fait parce qu'il a quelque importance pour les résections, où l'on peut, comme Moreau, conserver une plus grande longueur de l'os, en le creusant avec la gouge, quand l'intérieur seul reste malade dans une certaine étendue.

Quoi qu'il en soit, la nécrose paraît très-fréquente après les résections, car il est relaté dans un grand nombre d'observations que la guérison a été retardée par des accidents de ce genre (esquilles, bouts d'os détachés consécutivement) ; elle paraît être alors plus fréquente qu'après les amputations, et cela s'explique parfaitement par la nature de l'opération, qui expose le périoste à être violemment séparé des parties voisines, et qui le fait participer aux inflammations des tissus environnants, inflammations si habituelles, je puis dire, à la suite des résections.

D'ailleurs, il y a une grande différence, ai-je dit, dans ces opérations, suivant qu'elles portent sur extrémités osseuses constituant une join-ure, ou seulement sur une partie de ces extrémités. Ainsi, pour prendre un exemple à l'articulation du coude, s'agit-il d'une résection seulement de l'extrémité inférieure de l'humérus? le radius et le cubitus conservent leurs rapports avec les parties molles; ils n'ont subi aucune lésion; leurs surfaces cartilagineuses sont mises en contact avec les tissus environnants, et ils se trouvent dans les conditions d'une amputation dans la contiguïté, qui est moins grave qu'une amputation dans la continuité, car elle expose moins aux accidents consécutifs qui proviennent de l'inflammation du tissu osseux et de ses annexes. En même temps l'humérus se trouve dans les conditions d'une amputation dans la continuité. Mais s'agit-il d'une résection qui ait intéressé à la fois l'humérus et les os de l'avant-bras? alors, outre une lésion beaucoup plus considérable des parties molles, puisqu'il a fallu disséquer l'extrémité des trois os, on aura réuni, quant aux os, les conditions de deux amputations dans la continuité. Le malade sera donc exposé, sous le rapport des lésions osseuses, aux accidents de deux amputations pratiquées simultanément, l'une sur l'avant-bras, l'autre sur le bras. Que l'on joigne à cela la considération du désordre qu'ont éprouvé les parties molles disséquées de leurs connexions dans une grande étendue, et l'on concevra que ce second cas doit être beaucoup plus grave que le premier, puisqu'il expose doublement aux inflammations des os et à tout leur cortége de symptômes funestes, et qu'il présente aussi des conditions bien plus fâcheuses dans les parties environnantes.

On conçoit que certaines résections, surtout celles des extrémités inférieures des os de l'avant-bras et de la jambe, doivent entraîner des désordres assez graves dans les tendons, par suite de l'incision ou de la déchirure de leurs gaînes dans une plus ou moins grande étendue, par suite de leur séjour au milieu du pus, etc. Mais sur ce point, comme sur beaucoup d'autres, les renseignements nous manquent, car il n'a été publié qu'un petit nombre de résultats nécroscopiques, et la plupart fort incomplets. Il y a beaucoup à désirer quant à l'anatomie pathologique des suites de résections, et cette absence de lumières sur un point qu'il serait fort important d'éclairer, doit être une cause d'incertitude et de défiance. Du reste, je dois dire que, dans plusieurs cas, les mouvements des parties sous-jacentes se sont assez bien rétablis, ce qui tend à prouver, ou que les tendons n'avaient pas beaucoup souffert dans ces cas, ou que la nature a su y remédier.

Ainsi donc, si les résections exposent moins que les amputations aux hémorrhagies consécutives, et peut-être aux inflammations des gros vaisseaux du membre qui sont respectés; si les amputations, même bien faites, exposent à voir quelquefois survenir la conicité du moignon et la saillie de l'os; les résections exposent à tous les autres accidents des amputations, et à presque tous avec beaucoup plus d'intensité. Les douleurs, graves par elles-mêmes, et l'épuisement qui résulte d'une opération très-longue et très-pénible; l'inflammation violente qui est fréquemment la suite de ce ces manœuvres irritantes, des érysipèles simples ou phlegmoneux, des phlegmons intermusculaires, des fusées purulentes et des clapiers; l'inflammation des os, du périoste, du tissu médullaire; les affections viscérales qui sont si souvent la suite d'un pareil état des os, surtout quand plusieurs os sont ainsi malades; et, enfin, les accidents de résorption purulente qui proviennent aussi de la stagnation du pus dans des plaies profondes, telles sont les circonstances malheureuses qui accompagnent ou suivent les résections dans beaucoup de cas. D'après cela, il paraît évident que les résections, en général, offrent plus de gravité que les amputations pratiquées au-dessus de la jointure malade. Rationnellement même, et d'après les considérations analogiques, on devrait les regarder comme beaucoup plus graves; et si les faits connus semblent atténuer cette gravité, n'a-t-on pas lieu de craindre que cela tienne en partie à ce qu'un certain nombre des résultats fâcheux a été dissimulé, ou que du moins, dans plus d'un cas, les opérateurs ont gardé le silence?

J'ai dit qu'il y avait une grande distinction à établir entre les cas dans lesquels l'articulation existe encore tout entière et laisse tout à faire au chirurgien pour en découvrir, en isoler et en retrancher les parties constituantes, et ceux où, l'articulation étant ouverte, les os déplacés ou brisés, et souvent en même temps brisés et déplacés, l'art ne fait qu'achever la séparation commencée par un accident, ou régulariser les désordres qui existent. Au premier cas seul se rapportent les considérations qui précèdent. J'ajouterai seulement que dans ces circonstances, pour l'ordinaire, les parties molles qui environnent l'articulation sont malades à un degré plus ou moins considérable, ce qui augmente encore la gravité de l'opération, en rendant plus difficile la guérison, qui exige, pour s'effectuer, le retour de ces parties à l'état normal. Quant à la seconde circonstance, qui présente des indications d'opération beaucoup plus précises, et aussi des résultats bien plus satisfaisants, je m'en occuperai plus tard, en même temps que des autres maladies pour lesquelles la résection a été pratiquée. Que l'on ne prenne pas pour des conclusions définitives ce que je viens d'exposer sur la gravité des résections : ce n'est là qu'une partie des considérations qui appartiennent à la question; d'autres éléments doivent coucourir à la solution, et vont se présenter successivement dans la suite de mon travail.

Nous avons vu que la résection des extrémités articulaires était une opération fort grave, lorsqu'elle est pratiquée sur une articulation encore entière ou à peu près entière. Il s'agit de savoir maintenant si, dans les cas de succès, les résultats obtenus offrent de grands avantages, et justifient l'emploi d'une opération plus dangereuse probablement que l'amputation qui sacrifie le membre. Pour cela examinons ce qui survient à la suite de la guérison.

Résultats définitifs. — Le membre opéré peut se montrer à différents états : 1° Soit par suite de la rétraction des parties molles, soit par l'effet des procédés de l'art, les os ont été rapprochés, ils ont contracté une adhérence solide, au moyen d'une sorte de cal. Cette terminaison est loin d'être la plus commune. 2° D'autres fois, les os, également rapprochés, ne se sont pas soudés, mais seulement réunis par un tissu fibreux assez dense qui leur permet encore une légère mobilité l'un sur l'autre. C'est ce qui paraît être arrivé dans le cas cité de Crampton (obs. XXIII), par exemple. 3° Dans d'autres circonstances, les surfaces osseuses se sont encore rapprochées, mais elles conservent une assez grande mobilité; aux points par lesquels elles se correspondent, elles se sont recouvertes d'une surface fibro-cartilagineuse lisse et polie. Il est possible que quelquefois même l'une se soit creusée en cavité, tandis que l'autre aura revêtu la forme d'une tête articulaire. Tel est le cas rapporté par Chaussier dans les *Bullet. de la Soc. philom.*, n° 37, p. 1. L'extrémité scapulaire de l'humérus s'étant séparée spontanément à la suite d'une carie, il se forma une nouvelle articulation très-remarquable : l'omoplate portait une éminence arrondie en forme de tête, et l'humérus avait une cavité qui y correspondait, disposition qui permettait au malade l'exercice de presque tous les mouvements du bras (Roux, *oper. cit.*, p. 37). Du reste, ce dernier résultat s'est offert dans un cas de nécrose, et non de résection, et quoiqu'il soit possible aussi à la suite d'une résection, je n'en connais pas d'exemple. Alors le tissu cellulaire environnant s'est condensé, a pris l'aspect du tissu fibreux; une véritable pseudarthrose s'est formée, et permet des mouvements volontaires. 4° D'autres fois, il paraît se faire une sorte de reproduction osseuse qui peut remplacer une partie de l'os, et lui rendre presque sa longueur (*voy.* obs. I); et cette portion peut être, d'ailleurs, réunie à l'os opposé par l'un des modes que je viens d'indiquer. 5° Dans d'autres cas, il se fait entre les deux os une sécrétion qui s'organise à l'état de fibro-cartilage plus ou moins étendu, qui permet au membre, par sa flexibilité, des mouvements volontaires en divers sens. Mais il y a moins de solidité et de force que dans le cas précédent. 6° Parfois, c'est seulement une substance fibreuse qui réunit les os, comme cela avait lieu dans un cas cité par Syme (obs. VIII), et si alors les lames ou les bandes fibreuses ont une certaine longueur, le membre est sans consistance, et les mouvements volontaires sont en grande partie ou complétement détruits. 7° Il peut exister entre les surfaces osseuses un intervalle plus ou moins considérable, rempli par les parties molles environnantes, et sans reproduction d'aucune sorte. Alors, et à plus forte raison, comme dans le cas précédent, plus de mouvements spontanés. C'est un résultat de ce genre qu'ont présenté les expériences de Chaussier sur les animaux (*voy.* Moreau, thèse citée, p. 42).

D'ailleurs, suivant la perte de substance qu'il a éprouvée, et suivant qu'il y a ou qu'il n'y a pas eu une reproduction quelconque, le membre a perdu plus ou moins de sa longueur. Cette perte de longueur a peu d'importance au membre supérieur; mais elle en a beaucoup au membre inférieur. Et ici précisément elle est d'ordinaire plus considérable, parce

que l'on est obligé de tenir les os plus exactement
rapprochés pour favoriser leur consolidation : c'est
donc déjà une circonstance défavorable pour les résections au membre inférieur; une autre se trouve
dans les modes d'union dont je viens de parler.

Il ressort, en effet, des observations que j'ai rapportées
que, dans la plupart des cas, la formation d'un cal
n'a pas lieu. Et cela s'explique parfaitement par la situation des os au milieu d'un foyer d'inflammation
très-vive, et de suppuration considérable, comme
il arrive le plus souvent; par l'état morbide général
où se trouvaient la plupart des individus, et par l'altération locale des tissus environnant les os; peut-
être enfin parce que l'action de la scie ne met pas les
surfaces osseuses dans des conditions aussi favorables
pour la formation du cal, que le fait une fracture.
Du reste, les faits que j'ai rassemblés ne sont pas
assez précis sur les terminaisons, pour que je puisse
dire si l'ankylose est plus fréquente après la résection
de toutes les extrémités osseuses qui concourent à
former une articulation, ou, au contraire, lorsqu'une
partie seulement des surfaces articulaires a été détruite. Elle a lieu dans les deux cas, et dans les deux
cas elle manque très-souvent. Elle manquerait moins
souvent, si l'on maintenait les os pendant longtemps
dans une entière immobilité et un parfait contact, à
la suite de l'opération, ce que l'on ne fait pas constamment, au moins pour les membres supérieurs; mais
elle manque encore assez fréquemment, même dans
les cas où l'on n'a rien négligé pour obtenir ces condi-

tions. Or, comme une résection, pratiquée au genou, par exemple, ne peut avoir d'avantage qu'autant qu'il se fait une soudure entre les os de la cuisse et de la jambe, et que, malgré toutes les précautions et tous les soins du chirurgien, cette soudure n'a pas toujours lieu, c'est là une contre-indication évidente pour la résection de cette jointure.

Il n'en est pas tout à fait de même pour l'articulation tibio-tarsienne. La conservation d'une légère mobilité, comme on l'a vu dans plusieurs cas, ne s'oppose point aux fonctions de la partie; et, pourvu qu'elle ne soit pas portée trop loin, elle n'est pas défavorable. Aux membres supérieurs, l'ankylose a été moins recherchée et aussi beaucoup moins souvent obtenue qu'aux inférieurs. Là, en effet, elle était moins utile, et quel que soit le mode de réunion des os, pourvu qu'ils ne soient pas complétement disjoints, pourvu qu'il n'y ait pas entre eux un grand intervalle ou que cet intervalle soit occupé par une substance nouvelle un peu ferme, comme un fibro-cartilage, le membre peut encore remplir une partie de ses usages. Du reste, je dois le dire en général, dans ces résultats, *la mobilité et la force sont en raison inverse l'une de l'autre*; là où plus de mobilité est conservée, le membre est moins ferme, moins susceptible d'un effort un peu énergique; là, au contraire, où il y a moins de mouvements il y a plus de force. C'est la différence des fonctions des membres et la considération des résultats obtenus par la résection, qui a fait dire à un de nos juges, dans un mémoire aussi intéressant par l'élégance du style que par l'importance des faits et des idées qu'il renferme : « Peut-être faut-il y renoncer à jamais pour les articulations des membres inférieurs, et particulièrement pour l'articulation du genou » (Mém. lu à l'Académie des sciences, *Revue méd.*, 1830, t. I, p. 10).

Il y a encore dans les suites des résections quelques circonstances remarquables que je dois signaler. Les muscles, divisés souvent en grand nombre, comme il arrive dans la résection complète du coude, ne deviennent pas pour cela des organes inutiles au mouvement des os sur lesquels ils s'inséraient. Ils contractent de nouvelles adhérences, soit avec les aponévroses, soit, par l'intermédiaire d'un tissu fibreux nouveau, avec la partie conservée de l'os ; soit avec les tissus de nouvelle formation, osseux ou fibro-cartilagineux, qui reproduisent ou suppléent la partie détruite, et leurs fonctions se rétablissent jusqu'à un certain point. C'est ainsi que l'on a pu voir, après la résection du coude, les mouvements de flexion et d'extension reparaître, même les mouvements de rotation de l'avant-bras, ou mieux un mouvement de torsion qui remplaçait la pronation et la supination (Observ. XIII, etc.).

Des phénomènes non moins curieux se passent dans les articulations voisines d'une jointure ankylosée, et suppléent jusqu'à un certain point à sa mobilité perdue. On a vu souvent, après la résection et l'ankylose de l'articulation tibio-astragalienne, ses mouvements suppléés en partie par un accroissement remarquable de la mobilité des articulations tarsiennes. Il est probable que le même phénomène se passe entre les deux rangées des os du carpe, dans les mêmes circonstances, quoique ce fait n'ait pas été signalé dans les observations.

Enfin des phénomènes très-intéressants de reproduction s'opèrent parfois dans les nerfs divisés et restituent leurs fonctions. Nous avons vu dans quelques cas (obs. XVI, XVII) la paralysie, peu importante du reste, produite par la section du nerf cubital, disparaître au bout d'un certain temps, et l'observation XVII nous a donné l'explication de ce résultat, qui n'est pas sans analogue dans la science, en nous montrant les changements survenus dans les bouts du nerf coupé.

Ainsi, à côté des suites fâcheuses produites par les résections, des dangers qu'elles entraînent, des douleurs qui les accompagnent, nous trouvons, pour compensation, des membres conservés et qui, malgré une atrophie plus ou moins prononcée ordinairement, malgré une difformité plus ou moins considérable, ont pu recouvrer leurs usages, remplir en partie leurs fonctions et rendre encore de grands services. C'est d'après ces faits diversement envisagés que certains esprits, séduits par la beauté de quelques résultats, ont été portés à exagérer les avantages des résections, tandis que d'autres, frappés de leurs inconvénients, en ont amplifié les désavantages. Il me paraît résulter de ce qui précède, que les résections, pratiquées pour les maladies chroniques des jointures, qui ont été le plus souvent le motif de ces opérations, offrent plus de gravité que les amputations, toutes circonstances égales d'ailleurs, mais que, pour certaines articulations, elles présentent des résultats consécutifs beaucoup plus satisfaisants. Voyons maintenant dans quelles circonstances les résections peuvent être pratiquées.

Quels sont les cas qui indiquent les résections ?

L'incurabilité du mal étant reconnue, la nécessité d'agir et d'en débarrasser l'économie par une opération étant bien démontrée, il s'agit de savoir si la résection est rationnellement applicable. Pour adopter la résection, il faut que l'on ait bien apprécié l'étendue du mal, et que l'on soit sûr de pouvoir l'enlever complétement par cette opération.

Il faut que les parties molles ne soient pas trop gravement altérées. Ce précepte est vague, incertain, et il est difficile de le rendre plus précis. Les uns rejettent l'opération toutes les fois que les parties molles, depuis longtemps malades, sont indurées par suite de l'inflammation chronique, criblées ou labourées par des fistules multiples, disséquées par des collections purulentes, distendues et amincies par la tuméfaction articulaire. D'autres ne redoutent pas ces complications, et Moreau père jugeait l'opération possible, au rapport de son fils, *pourvu que les chairs fussent vivantes.* Mais s'il est vrai que des résections, pratiquées dans des circonstances aussi défavorables, ont néanmoins réussi, si l'on peut citer l'observation de Park, où les téguments étaient distendus au dernier degré; si l'on a vu les parties molles, arrivées à l'état lardacé, se modifier après l'opération, revenir graduellement à l'état normal et permettre la guérison, il est vrai aussi que le résultat n'a pas toujours été aussi favorable; que, d'ailleurs, même dans ces cas heureux, la guérison s'est fait attendre longtemps, et n'a été obtenue qu'après beaucoup d'accidents; que d'autres fois l'état morbide des parties molles ne s'est pas amélioré, et les malades ont succombé à la suppuration interminable qui en était la suite, ou bien que la carie s'est alors reproduite. Ainsi Dupuytren a vu deux fois, après des résections du coude qu'il avait pratiquées, la maladie des tissus environnant les os se continuer après l'opération, la carie se reproduire et nécessiter l'amputation (art. RÉSECTION du *Dict. des scienc. méd.*, tom. XLVII, p. 562). On conçoit, d'ailleurs, qu'un désordre trop considérable des parties, par suite d'une maladie chronique ou d'une plaie d'arme à feu, par exemple, désordre augmenté encore par l'opération, puisse entraîner la gangrène, comme il est arrivé dans le cas cité plus haut (obs. LXXII), etc.

Il faut donc que les parties molles ne soient pas dans un état d'altération qui puisse faire douter de leur retour à l'état normal. Toutes les fois que l'on aura à craindre, par cette cause, ou une suppuration très-longue, ou une dangereuse inflammation, il me paraît prudent de s'abstenir de la résection. Elle offre déjà bien assez de chances graves par elle-même, sans qu'on y ajoute encore.

Il paraît d'ailleurs nécessaire, pour que la résection puisse être tentée sur une articulation importante, que le sujet ne soit pas trop affaibli, épuisé par la maladie, car on doit s'attendre à une suppuration abondante et longue, qui ne pourrait être supportée par un malade fort apauvri. Dois-je ajouter que l'existence d'une complication grave, d'une affection viscérale, etc., est une contre-indication formelle à la résection. On voit, il est vrai, les amputations ne réussir jamais mieux que lorsque les individus sont parvenus, en quelque sorte, au dernier degré de marasme ; on les voit réussir lors même que les malades sont en proie à la fièvre colliquative, que le dévoiement les épuise, que les viscères eux-mêmes paraissent déjà gravement affectés : l'opération souvent fait disparaître tous ces désordres, et ne présente que des suites très-simples. J'ai eu plus d'une fois l'occasion de constater ce fait dans le service de mon frère, qui attend ordinairement, pour opérer, cet appareil de symptômes menaçants, et qui n'a qu'à s'applaudir d'une semblable conduite. Mais, quoique les résections aient été pratiquées parfois dans des maladies assez avancées, je ne sache pas qu'on y ait eu recours dans des circonstances pareilles à celle que je viens d'indiquer, et je ne crois pas qu'il fût prudent de le tenter. En effet, la résection, étant beaucoup plus douloureuse, beaucoup plus longue, beaucoup plus pénible que l'amputation, pourrait réagir d'une manière plus fâcheuse sur les viscères malades; et surtout, je le répète, il faut s'attendre à une suppuration bien plus considérable que celle qui suit généralement l'amputation. Cependant, l'expérience n'a pas encore prononcé à cet égard. Enfin, j'ajouterai, comme contre-indication à la résection, une vive irritabilité chez le malade. Passons maintenant en revue les affections dans lesquelles on a pratiqué cette opération.

1° *Tumeurs blanches et caries des articulations.* — La carie des articulations, soit qu'elle provienne d'une lésion extérieure, d'une plaie articulaire, par exemple, soit qu'elle provienne d'une tumeur blanche, scrofuleuse, rhumatismale, etc., est la maladie pour laquelle on a pratiqué le plus grand nombre de résections. Étaient-elles toutes nécessaires ? D'après la lecture des observations qui en sont rapportées, je ne le crois pas. Je suis persuadé que, dans beaucoup de cas, on s'est trop pressé de recourir à une opération toujours fort grave, et par les douleurs qu'elle cause, et par les dangers qu'elle mène à sa suite. Cela tient à ce que beaucoup de chirurgiens sont encore disposés à regarder les caries articulaires comme des maladies à peu près incurables. Cela est en partie vrai, pour les caries articulaires traitées dans les hôpitaux des grandes villes; et là aussi, on n'ignore pas combien sont graves les grandes opérations. Mais, hors des hôpitaux, dans les campagnes surtout, ne voit-on pas bon nombre d'individus portant autour de leurs jointures les traces indélébiles des caries qui les ont stigmatisés ? N'en voit-on pas souvent, auprès des sources minérales un peu actives, qui déjà sont à peu près guéris, ou même complétement guéris, et qui s'y rendent encore, pour dissiper les rigidités, les faiblesses des membres, etc., que les maladies articulaires laissent si souvent à leur suite? Et si l'on n'obtient pas fréquemment de pareilles guérisons dans les hôpitaux, ne doit-on pas l'attribuer à toutes les causes d'insalubrité, et à toutes les circonstances fâcheuses qui s'y trouvent réunies, peut-être aussi en partie à l'immobilité que l'on prescrit généralement dans les maladies des jointures, et qui devient elle-même une cause de maladie? Pour mon compte, j'ai vu, à l'hôpital Saint-Louis et ailleurs, mais particulièrement dans le service de M. Lugol, un assez bon nombre de caries articulaires guéries; et, s'il était nécessaire d'en citer des exemples, j'indiquerais, entre autres, l'ouvrage de M. Baudelocque (*Étud. sur la malad. scroful.*, p. 380) et un mémoire de M. Voisin sur les tumeurs blanches, publié dans le second volume de la *Gazette médicale*, et qui contient plusieurs observations intéressantes.

M'objectera-t-on que la carie, guérie dans une jointure, se reproduit souvent dans une autre? Eh bien, qu'eût fait alors l'opération qui aurait débarrassé le malade de sa première maladie? aurait-elle empêché le mal de se reproduire? N'a-t-on pas vu, au contraire, assez souvent, après des amputations ou des résections pratiquées pour une carie, la même affection se remontrer au voisinage ou sur d'autres articulations. On en trouvera quelques exemples dans les observations que j'ai rapportées, et on en trouverait certai-

nement davantage si l'histoire des malades avait été
continuée après leur guérison (*voy*. les obs. X , XVII,
XLIV, etc.). D'autres fois, la source de la suppuration
étant tarie par l'opération, on a vu la mort survenir
par suite de l'apparition ou de l'exaspération d'une
maladie intérieure, de la phthisie pulmonaire surtout
(*voy*. les obs. VIII, XXIII, etc.). Et remarquez, d'ailleurs,
que beaucoup d'observations ont été publiées aussitôt
ou peu de temps après la guérison.

Est-ce donc à dire que la chirurgie doive abandonner les caries articulaires entièrement aux ressources
de la nature, aux agents médicamenteux et hygiéni-
ques ? Je me garderai d'établir une pareille proposi-
tion, quoiqu'elle exprime à peu près l'opinion de
quelques praticiens. Je sais très-bien que si la carie
des articulations est susceptible de guérir dans un
certain nombre de cas, au milieu de circonstances
favorables, et parfois même malgré des circonstances
très-défavorables, souvent aussi elle ne guérit pas
dans les meilleures conditions ; que si, parfois, elle
peut se prolonger pendant fort longtemps sans alté-
rer beaucoup la santé et sans être fort incommode
pour le malade, souvent aussi elle est une cause inces-
sante de pénibles souffrances et d'accidents de plus
en plus graves jusqu'à la mort ; que si, enfin, à la suite
des opérations employées pour sa guérison, la chirur
gie a éprouvé de fréquents revers, elle compte aussi
de très-beaux succès. Mais je veux dire seulement
qu'il est convenable de temporiser plus qu'on ne l'a
fait dans beaucoup de cas, de ne pas exposer préma-

turément à toutes les douleurs et à toutes les chances
d'une opération grave des malades qui, peut-être,
guériraient sans opération; de n'employer enfin que
comme dernière ressource les extrêmes moyens que
l'art nous indique.

Ainsi, considérant que, par des soins bien dirigés,
la maladie est susceptible de guérison dans un certain
nombre de cas; que l'opération présente généralement
une grande gravité; que, lorsqu'elle réussit, elle
expose souvent à des récidives ou à des suites plus
menaçantes encore; que, d'ailleurs, dans le cas de
succès complet, l'amputation prive l'individu d'une
partie plus ou moins importante, la résection ne lui
laisse qu'un organe presque toujours difforme, souvent
peu utile, parfois même embarrassant, et dans les cas
les plus heureux, moins avantageux que ne serait la
même partie conservée par une guérison même avec
ankylose, je pense que l'on ne doit recourir à l'ablation de la partie malade. ou seulement des extrémités
articulaires, que dans le cas suivant, savoir : quand
la maladie, loin de manifester aucune tendance à la
guérison, ne fait que s'accroître, et *qu'elle compromet
la vie du malade évidemment plus que ne peut le faire
l'opération.*

Cela demande à être expliqué. On regarde générale-
lement comme une circonstance favorable au succès
des grandes opérations que les sujets soient affaiblis par la longue durée de la maladie, et par les
pertes qu'elle fait subir à l'économie. Mais en même
temps, beaucoup de chirurgiens craignent de les lais-

ser arriver jusqu'à la fièvre colliquative, qui s'accompagne parfois de complications graves, d'où peut résulter l'inutilité de l'opération, si l'on a trop attendu. La difficulté est de saisir le moment où la vie va être immédiatement menacée par les progrès de la maladie, si l'on tarde davantage ; car, tant que la vie n'est pas compromise, on peut conserver l'espoir d'une amélioration qui conduirait ensuite à la guérison. Or, il n'est pas très-rare, dans les caries scrofuleuses, qui sont de beaucoup les plus fréquentes, de voir survenir, à une époque plus ou moins avancée de la maladie, des phénomènes de colliquation, qui, quelquefois, sont dus à quelque circonstance accidentelle, écart de régime, etc., qui cèdent au bout de peu de temps à l'emploi des moyens convenables, et se dissipent sans avoir produit aucune conséquence fâcheuse, sans que la maladie en soit aggravée, que la guérison en soit moins probable. Il ne faut donc pas s'alarmer trop vite et se décider, d'après un commencement de fièvre colliquative sans importance, à une opération qu'ensuite, peut-être, on n'aurait plus besoin de pratiquer.

Ce n'est souvent qu'après avoir passé plusieurs fois par des accidents de ce genre que les malades finissent par être pris de symptômes vraiment menaçants. Alors, que le dévoiement se prolonge, et, par son abondance, épuise les malades, que des sueurs nocturnes copieuses s'y joignent, et que les individus s'affaiblissent rapidement, alors il faut opérer.

Je regrette de ne pouvoir profiter d'un ouvrage

publié en Allemagne, et sur lequel je n'ai que des renseignements propres seulement à faire désirer de le connaître davantage (1). L'auteur y établit, à ce qu'il paraît, une comparaison entre les résultats obtenus par l'amputation, ceux obtenus par la résection, et ceux que l'on a obtenus en n'opérant point. Sur 101 cas de tumeurs blanches, dans lesquelles on pratiqua l'amputation, il y eut 78 succès et 22 mort; la résection réussit 42 fois sur 54; enfin sur 63 individus chez lesquels on ne fit aucune opération, 56 guérirent. Il résulterait de là que la méthode qui a le mieux réussi est celle qui s'est abstenue d'opérer, et que la plus malheureuse a été l'amputation. Mais, n'ayant aucune notion précise sur la manière dont a été fait ce travail, je ne saurais, comme on le pense bien, en tirer aucune conclusion.

Au reste, je le répète, il n'est pas possible de tracer en pareille matière des règles absolues. L'importance et la nature des articulations peuvent d'ailleurs apporter quelques modifications dans la manière d'agir. Cependant s'il est vrai que les petites résections des appendices terminaux des membres n'exposent guère aux accidents qui suivent les grandes résections, on doit considérer aussi que la maladie de ces jointures a moins d'importance, qu'elle guérit assez fréquemment, et qu'ainsi elle réclame moins fortement les secours de la chirurgie active.

---

(1) *De dignitate amput. et resect. quæ articulis albo tumore affectis instituuntur; Dissert. inaug., Halæ defensa, 15 august. 1836, auct. H. A. Schlitte.*

Les idées que je viens d'émettre ne sauraient s'appliquer aux caries d'origine rhumatismale, par exemple, qui présentent des caractères assez différents dans beaucoup de cas. Dans celles-ci existent d'ordinaire des douleurs beaucoup plus vives, qui imposent l'immobilité, réagissent sur toute l'économie, altèrent les fonctions, jettent le trouble dans toutes les actions organiques, et amènent plus rapidement le marasme et la mort. Ici il serait imprudent d'attendre que la vie se fût usée au combat de ces douleurs; et lorsque l'emploi judicieux des moyens ordinaires ne produit aucune diminution dans les symptômes, lorsque la maladie surtout va sans cesse s'exaspérant, il faut se hâter de prendre un parti rigoureux, mais justifié par la nécessité. Alors les résections peuvent trouver davantage une utile application, et telles étaient les circonstances qui ont conduit à l'opération, dans plusieurs des cas que j'ai rapportés.

Lorsque la carie a été produite par une cause externe, par une lésion accidentelle, et qu'elle ne paraît pas être sous la dépendance d'un état constitutionnel fâcheux, lorsque, ainsi, on n'a point à craindre, à la suite de l'opération, ou les dangers de la récidive, ou ceux qui proviennent du développement ultérieur d'une autre maladie, alors la résection peut avoir des avantages très-marqués. Mais, dans ce cas même, on ne doit toujours y recourir qu'après avoir constaté l'impuissance de tous les moyens médicatifs, et pourvu que l'opération ait par elle-même moins de gravité que la maladie. C'est dans de telles affections, il est vrai, que la résection offre le plus de chances de succès; mais c'est aussi dans ces circonstances que l'on peut davantage espérer la guérison de la maladie par les ressources ordinaires.

D'ailleurs, il est une circonstance très-importante à considérer, et dont je n'ai rien dit encore, c'est le point de départ de la maladie. Si l'affection a débuté par les parties molles, si elle les a très-gravement altérées, et si elle y existe très-intense, alors la résection aurait peu de chances de succès; l'amputation devient seule applicable. Si, au contraire, la maladie a débuté par les os, comme c'est le plus ordinaire dans les caries scrofuleuses, et si en même temps les parties molles n'ont pas subi une dégénération trop considérable, la résection peut très-bien réussir.

Enfin, une considération d'un autre ordre doit aussi exercer une grande influence sur la détermination du chirurgien, savoir : la condition du sujet, et sous le rapport de sa profession, et sous le rapport de ses moyens d'existence, et en dernier lieu sa volonté bien manifestée. La volonté d'un homme qui réclame avec énergie la résection plutôt que l'amputation est une circonstance dont on doit tenir un grand compte.

Ainsi, en résumé, je crois que dans les caries articulaires il faut se décider beaucoup moins vite qu'on le fait parfois à pratiquer des opérations aussi graves que les résections; que, dans la décision du parti à prendre, il faut tenir grand compte et de la nature de la maladie et du caractère des symptômes qui l'accompagnent; que, dans les caries scrofuleuses surtout, il est convenable de ne recourir à une opération que comme extrême, et tout à fait extrême ressource, et que, par cette raison, la résection, peut-être, doit y trouver d'assez rares applications. C'est, en effet, lorsque les individus sont le plus affaiblis par la maladie que les amputations réussissent le mieux en général, tandis qu'alors la résection aurait probablement moins de chances de succès; et pratiquée plus tôt, la résection pourrait être inutile et nuisible, s'il n'était pas démontré que la maladie est certainement incurable. Du reste, c'est à l'expérience, à l'humanité, à la sagacité de chaque praticien qu'il appartient de décider dans les cas particuliers, car trop de complications obscurcissent souvent la nature des maladies pour que l'on puisse indiquer en général, même approximativement, la limite où la maladie cesse d'être moins grave que l'opération.

2° *Cancer et dégénérations.*—Le cancer est une maladie contre laquelle tout remède est bon, pourvu qu'il réussisse; il faut enlever le mal, c'est la première nécessité. Mais aux membres, la résection ne peut guère être employée contre le cancer des os, soit parce que le mal a promptement envahi les parties molles, et exige l'amputation, soit parce que son extension dans l'intérieur de l'os fait craindre la récidive, si fréquente, même après l'amputation. Cependant, on conçoit que certains ostéosarcomes peu développés encore, certaines exostoses de mauvaise nature, pourraient indiquer une résection articulaire. Du reste, ce serait toujours une résection *partielle*, c'est-à-dire d'une seule des pièces de l'articulation. Mais , à la mâchoire, ces circonstances se présentent assez fréquemment : aussi a-t-on eu plus d'une fois l'occasion de pratiquer la résection d'une des extrémités articulaires de cet os, en même temps que d'une partie plus ou moins considérable, et quelquefois de la plus grande partie de son étendue. La science en possède déjà un assez bon nombre d'exemples, soit que l'opération ait été pratiquée pour un cancer, ou pour toute autre dégénération de l'os ; elle compte de fréquents succès.

Dans ce cas, du reste, l'opération diffère des résections ordinaires en ce que l'on enlève très-souvent les parties molles environnantes et même les téguments. Mais, d'ailleurs, elle s'en rapproche entièrement, et j'ai dû la comprendre dans mon sujet, quoiqu'elle ait souvent été décrite ou indiquée sous le nom d'*amputation*. Il suffit pour légitimer la résection dans de pareilles circonstances que la nature du mal ait été constatée , et que l'opération présente des chances de succès.

Difformités. — Je mentionne seulement ce cas qui a motivé la résection de la clavicule , alors que sa déviation compromettait la vie du sujet. Il n'est pas douteux qu'on ne dût y recourir encore en pareille circonstance si elle se représentait. Peut-être des circonstances analogues pourraient-elles, dans d'autres régions, conduire à une pareille application.

Blessures compliquées des articulations.

Nous avons vu que la résection a été pratiquée dans un assez grand nombre de luxations compliquées. Je crois devoir reproduire ici l'opinion très-importante de sir A. Cooper. Elle sert de commentaire aux observations que je lui ai empruntées. Voici les motifs qu'il donne pour légitimer l'opération dans ces cas :

« 1° Dans quelques cas, la réduction est tellement difficile qu'on ne peut l'obtenir sans de très-grandes violences.

« 2° L'extrémité du tibia est souvent fracturée obliquement, de telle sorte que quand cet os est replacé, il ne peut rester sur l'astragale, ce qu'on obtient facilement quand on a scié la partie anguleuse.

« 3° Les contractions spasmodiques des muscles sont diminuées par le raccourcissement de l'os qui les met dans le relâchement, tandis que si l'os est réduit par la force, le spasme sera quelquefois extrêmement violent.

« 4° L'irritation locale est diminuée par la facilité avec laquelle l'extrémité reséquée de l'os s'unit aux parties avec lesquelles elle est mise en contact : car c'est une erreur de croire que cette extrémité reséquée ne contracte pas d'adhérences. Le contraire se voit dans la séparation d'une exostose au moyen de la scie, et dans la réunion des fractures compliquées ; et tous ceux qui ont disséqué des articulations malades savent que la lymphe plastique peut être sécrétée sur les surfaces cartilagineuses ; c'est ainsi que l'extrémité du tibia adhère à la surface de l'astragale.

« 5° Quand la suppuration a lieu, elle devient moins considérable, et une grande partie du travail ulcératif est empêchée par l'ablation du cartilage sur l'une des surfaces articulaires. Toutes choses égales d'ailleurs, la guérison arrive plus promptement.

« 6° L'irritation générale est diminuée par la limitation du travail suppuratif et ulcératif, et par la facilité avec laquelle les parties sont rétablies dans leurs rapports. Dans les cas que j'ai vus il n'y a pas eu plus de fièvre que dans les cas les moins graves de fractures compliquées.

« 7° On a remarqué que dans les cas où les extrémités articulaires des os ont été fracturées comminutivement, et où les esquilles ont été enlevées, les souffrances ont été moindres, et la guérison plus rapide que dans ceux où les os ont été réduits dans leur état d'intégrité.

« 8° Je n'ai vu aucun cas de mort après la résection des extrémités osseuses, tandis que j'aurai occasion de citer plusieurs exemples de terminaison fatale dans les cas de non-résection.

« On peut invoquer contre ce mode de traitement le raccourcissement du membre par l'ablation des extrémités articulaires. Mais si, comme je le crois, cette opération diminue les chances défavorables pour la vie du malade, cette objection ne saurait être d'un grand poids; car on peut facilement suppléer, à l'aide d'une chaussure appropriée, à ce raccourcissement qui n'est jamais considérable.

« On objecte encore l'ankylose qui arrive nécessairement, dit-on, dans les cas de résection. Mais j'ai vu deux cas dans lesquels la mobilité s'est maintenue, et lors même que l'ankylose a lieu, ce qui peut arriver quel que soit le mode de traitement qu'on adopte, la mobilité des os du tarse s'accroît assez pour suppléer à celle de l'articulation tibio-tarsienne, et la claudication est beaucoup moindre qu'on ne s'y attendrait.

« On doit, à mon sens, se borner à la réduction, toutes les fois qu'elle est possible, sans résection des extrémités osseuses ; lorsque la fracture n'est pas assez oblique pour déterminer après la réduction le glissement du tibia sur l'astragale ; quand l'os n'est pas fracturé comminutivement, auquel cas les esquilles devraient être enlevées et la surface de l'os égalisée par la scie ; lorsqu'enfin le malade n'est pas assez irritable pour faire craindre dans les efforts de réduction des mouvements spasmodiques violents, qui entraînent un déplacement consécutif. Mais, dans les circonstances que je viens d'énumérer, si l'on se décidait à opérer, on devrait certainement préférer la résection à l'amputation » (*oper. cit.*, p. 51).

C'est une chose bien remarquable, en effet, que la constance du résultat heureux obtenu dans les cas de ce genre. Dans tous ceux que j'ai cités, soit de luxation compliquée du coude, soit de luxation du poignet, soit de luxation du pied, on ne voit que des exemples de guérison, et je n'ai pu trouver un seul cas de mort. Un semblable résultat a été obtenu dans les circonstances où, pour des accidents analogues, l'extraction de l'astragale fut pratiquée. C'est ce qui a fait dire à Boyer (tom. IV, p. 382) : « Il semble que l'extraction de cet os soit une circonstance propre à prévenir l'engorgement inflammatoire, ou à le diminuer lorsqu'il est déjà survenu. » Et il a rassemblé, (p. 388 et suiv.) plusieurs faits de ce genre. Moi-même j'ai eu l'occasion d'en observer un autre l'an dernier avec mon frère.

Par suite d'une chute dans un égout en construction, un boulanger de la rue des Vinaigriers avait eu le pied violemment renversé. Les téguments et les ligaments de la partie interne du pied avaient été déchirés ; l'astragale, encore uni au tibia, était séparé du calcaneum et du scaphoïde, et faisait avec le tibia une saillie de trois pouces de longueur à travers la plaie. La réduction offrant des difficultés, l'articulation tibio-astragalienne étant d'ailleurs aussi ouverte en avant, mon frère enleva l'astragale, remit le pied en contact avec l'extrémité des os de la jambe, réunit les lèvres de la plaie avec des bandelettes agglutinatives, et appliqua un appareil à fractures. Une saignée fut faite le soir, à cause d'un mouvement fébrile un peu prononcé. Aucun accident grave ne survint ; la guérison fut obtenue dans l'espace de six semaines, et le malade marche parfaitement. Il prétend ne pas s'apercevoir que son membre soit plus court que l'autre, et ressent seulement encore quelques douleurs, dans les changements de temps, ou quand il s'est fatigué.

A quoi tient cette simplicité et cette innocuité des suites d'une opération faite dans des circonstances aussi graves, et qui ont souvent été considérées comme exigeant l'amputation? Sans doute, il faut bien le reconnaître, à ce que les parties molles ont été mises dans le relâchement, à ce que, par là, l'irritation a été beaucoup moins vive, l'inflammation moins grave. On ne saurait, comme sir A. Cooper, attacher une grande importance à la soustraction d'une des surfaces encroûtées de cartilage; car, dans les cas où l'on a extirpé l'astragale, les surfaces cartilagineuses ne manquaient pas dans la plaie, et cependant la guérison a été obtenue également. La section des os de la jambe paraît plutôt propre à augmenter la gravité de l'opération, en les mettant dans les mêmes conditions qu'après une amputation. D'où vient donc que ces cas, où se trouvent réunies plusieurs circonstances graves en apparence, et qui devraient les rendre plus fâcheux que les amputations pratiquées dans les mêmes occasions, semblent, au contraire, d'après les faits aujourd'hui connus, moins dangereux que l'amputation? Y a-t-il, dans cette dernière opération, quelque chose de spécial et d'inappréciable qui en augmente les périls ; quelqu'élément funeste qui n'existerait pas dans les résections, et qui rendrait celles-ci réellement moins menaçantes pour la vie des malades, ou qui, du moins, compenserait l'excès de gravité qu'elles offrent à d'autres égards? C'est là un simple doute que j'émets. L'avenir pourra jeter des lumières sur cette question, que l'on ne saurait résoudre actuellement.

Quoi qu'il en soit, sir A. Cooper a remarqué avec

raison que la résection des extrémités luxées ne doit point être pratiquée dans tous les cas. Si le désordre des parties n'est pas trop considérable, que la réduction puisse être obtenue sans faire de dangereux efforts ; si elle peut être obtenue soit par de simples manœuvres, soit au moyen de quelques incisions, et qu'ensuite les os puissent être maintenus en rapport, il faut se borner à les réduire. Car on doit tenter de conserver le membre dans son intégrité, quand cela est possible, et l'on connaît maintenant assez d'exemples de guérison des plaies articulaires pour que l'on puisse espérer le succès. Je pourrais citer à ce propos deux cas dont j'ai publié ailleurs l'histoire (*Bulletin clin.*), et que j'ai observés en même temps dans le service de mon frère. L'un des malades fut reçu pour un accident semblable à celui dont j'ai tout à l'heure rapporté l'observation, et la réduction fut faite simplement ; l'autre présentait une plaie étroite de l'articulation. Tous deux ont été guéris par l'irrigation continue. Mais si la réduction offre de grandes difficultés, il faut reséquer les os déplacés ; et l'on doit considérer encore, en faveur de la résection, que l'opération se trouve en grande partie faite par l'accident, et que les douleurs en sont de beaucoup diminuées.

Ainsi, dans les accidents dont je viens de m'occuper, il n'y a pas à hésiter entre la résection et l'amputation. Il faudrait un désordre très-considérable des parties pour justifier l'amputation. Mais alors même que la réduction est facile, il y a des cas où la résection est encore indiquée : c'est lorsque le périoste est détaché dans une assez grande étendue de la surface ou de la circonférence de l'os, et que l'os ainsi dénudé a été exposé pendant assez longtemps au contact de l'air. Si l'on était appelé aussitôt après l'événement, dans ce cas même, la résection ne serait pas, je crois, nécessaire.

D'autres lésions des os réclament parfois le même mode de traitement : ce sont les fractures compliquées et comminutives voisines de l'articulation ou pénétrant dans l'articulation. Ces fractures peuvent exister à différents états : l'articulation est ouverte, ou elle ne l'est pas ; l'os n'est pas tellement maltraité que ses fragments ne puissent se réunir, ou, au contraire, sa consolidation paraît impossible ; la lésion a été produite par une violence ordinaire, ou bien par un projectile d'arme à feu. Je ne parle point des cas où les parties molles ont subi un tel désordre que la gangrène paraît inévitable : alors l'amputation est la seule ressource.

Si la fracture, quoique ne pénétrant pas dans l'articulation, présente un tel écrasement de l'os, que la consolidation paraisse impossible, il faut recourir à la résection ou à l'amputation, suivant la région des membres où siége la maladie. C'est à l'occasion de chacune de ces régions que j'examinerai plus tard laquelle des deux opérations est préférable.

Si, la fracture pénétrant dans l'articulation, celle-ci n'est point ouverte à l'extérieur, et que le désordre de l'os ne paraisse pas trop considérable, on peut tenter de conserver le membre. Alors il faut le placer dans une position telle, que si l'ankylose survient, elle soit du moins le plus favorable possible. Lors même que l'articulation ne serait pas ouverte, si l'os est comminué, il faut recourir à l'opération.

Si, l'articulation étant ouverte, l'état de l'os n'est pas trop défavorable, qu'il n'y ait point ou qu'il y ait peu de déplacement, et que l'os puisse être facilement maintenu dans une situation convenable, alors peut-être est-il bien d'employer la méthode que Boucher a exposée dans son mémoire (*Mém. de l'Acad. de chir.*, t. II, p. 199), d'extraire les esquilles, s'il y en a quelques-unes, et de combattre les accidents consécutifs par les moyens ordinaires. Cependant il me paraît fort douteux que cette manière d'agir soit avantageuse en général. Mais si l'os est brisé en nombreuses esquilles, si des fragments considérables en sont détachés irrégulièrement ou obliquement, s'il se termine en pointe aiguë, et ne peut se maintenir en contact avec les os voisins, il faut recourir à l'opération. Je sais bien qu'on peut citer des succès obtenus par une conduite opposée; mais aussi combien d'insuccès que l'on ne raconte pas! Tout au plus cette méthode pourrait-elle être employée pour l'articulation coxo-fémorale, où l'amputation est tellement grave, que rien presque n'est plus à craindre. Et alors même la résection serait peut-être moins défavorable que la simple extraction des esquilles.

Si le fracas de l'os provient d'une plaie d'arme à feu, la cause de l'accident modifie-t-elle les indications? Je ne le pense pas. Dans ce cas, en effet, la lésion est généralement plus grave que dans les autres circonstances , plus graves aussi sont les opérations qu'elle réclame , mais les conditions relatives ne sont pas changées. Certains praticiens ont proscrit, dans ces cas, les résections d'une manière absolue. D'autres en rapportent de brillants résultats. Suivant Percy (*Dictionnaire des sciences médicales*, t. XLVII, pag. 545), la résection a été souvent pratiquée aux armées avec le plus grand succès pour des accidents de ce genre ; et pour son compte, il a fait voir, dit-il,. à Sabatier, neuf individus à qui il avait ainsi conservé leur membre. Du reste , on aurait besoin d'explications qu'il ne donne pas, sur la nature des opérations ainsi pratiquées. M. Larrey, qu'il cite , a rapporté quelques observations où l'on voit qu'il ne pratiquait pas une résection complète : il se bornait à enlever, au moyen d'une incision, les esquilles et la tête de l'os, en laissant à la nature le soin d'éliminer par nécrose, l'extrémité du fragment inférieur (*voy*. obs. LXVIII, LXIX , LXX). N'aurait-il pas été plus convenable d'égaliser en même temps avec la scie cette extrémité irrégulière et destinée à la nécrose, ainsi que l'a fait M. Reynaud (obs. LXXI) ? Il n'en aurait pas coûté beaucoup plus , et on eût par là peut-être simplifié le cas ou accéléré la guérison. Du reste, sur ce point encore des faits précis sont à désirer. Quoi qu'il en soit, les faits connus prouvent du moins que la résection peut être utilement appliquée aux plaies d'armes à feu. Mais, en raison de l'étendue souvent considérable du fracas de l'os que produisent ces plaies, et des fêlures longitudinales des os qui les accompagnent fréquemment, la résection y semble beaucoup moins applicable pour les membres inférieurs que pour les supérieurs. Aussi, ne paraît-elle guère avoir été employée que pour les derniers ; et quant aux membres inférieurs, je n'en connais pas d'autre observation que celle de M. Seutin (obs. LXXII).

Opérations des résections articulaires.

Les instruments nécessaires aux opérations de résection sont : des bistouris droits, d'autres courbés sur le tranchant, des bistouris boutonnés, des pinces à disséquer et à crochets, des pinces ou tenailles incisives, les cisailles de Liston, des ciseaux, des gouges droites et coudées, des couteaux courts, forts, un maillet de plomb, des scies de diverses espèces, des scies ordinaires et à lame articulée, des scies à main, à dos mobile et à manche droit ou coudé, des scies à chaîne, ou les scies à résection de MM. Heyne, Stromeyer, Charrière, Bonnet, la scie à molette, la scie à molette en champignon de M. Martin, etc.; il faut encore des bandes, des compresses, des lanières de cuir, des attelles flexibles de bois, de métal ou de carton, que l'on puisse glisser entre les os, ou entre les os et les chairs, pour protéger les parties voisines pendant qu'on fait la section de l'os ; viennent enfin les choses nécessaires à toutes les opérations : éponge, eau froide et chaude, bassins, fils à ligatures, pinces de pansement; plusieurs aides sont aussi nécessaires, comme dans les grandes opérations.

Manœuvres des résections.

La première consiste à ouvrir l'articulation, quand il ne s'agit pas d'une plaie articulaire compliquée de l'issue de l'une ou de plusieurs des extrémités osseuses de la jointure; la seconde, à isoler des parties molles l'os à réséquer, quand il ne s'agit pas de fragments articulaires déjà détachés par un coup de feu ou toute autre violence; la troisième, à couper et à retrancher les parties articulaires que l'on ne peut point conserver, à lier les vaisseaux, etc.

On peut ouvrir une articulation de plusieurs manières, qui sont autant de procédés opératoires; mais, de quelque manière qu'on s'y prenne, il ne faut jamais attaquer une jointure par ceux de ses côtés où se trouvent les gros vaisseaux, les gros nerfs, les tendons les plus nombreux qui l'avoisinent.

On doit commencer, autant que possible, par les incisions les plus propres à pénétrer directement vers le mal et à en montrer toute l'étendue, afin de s'éclairer tout d'abord, de ne pas s'exposer à pratiquer plus d'incisions qu'il ne faut en faire, et de se diriger, dans le reste de l'opération, d'après les lumières qu'on aura pu acquérir.

On doit encore ouvrir les articulations aussi largement qu'il est nécessaire pour manœuvrer à l'aise, et sous ce rapport, il vaut mieux pécher un peu par excès que par défaut. Enfin, il faut toujours prolonger les incisions vers le côté qui doit être le plus déclive après l'opération, afin d'assurer au pus un écoulement libre et facile : au besoin, je voudrais qu'on l'assurât par une incision particulière, tant cette règle me paraît importante ; et pour cela aussi il convient de faire les incisions plus longues à l'extérieur qu'à l'intérieur.

Quant à la manière, à la méthode, au procédé qu'on doit suivre pour ouvrir une articulation,

1° On peut le faire par une simple incision longitudinale ; mais ce mode opératoire est peu avantageux en général, parce que l'ouverture est presque toujours trop étroite, et que les manœuvres ultérieures sont toujours plus difficiles, plus douloureuses, et, par suite, plus dangereuses qu'en suivant les procédés dont je vais parler.

2° On peut faire une simple incision cruciale ; mais je préférerais une incision en X, parce que la base des lambeaux supérieur et inférieur étant transversale à l'axe des extrémités articulaires, se trouverait parallèle aux sections qu'on doit pratiquer sur ces extrémités, et cela rendrait les manœuvres plus commodes.

3° Quand on pense n'avoir qu'un seul os a réséquer, on peut se borner à tailler un lambeau triangulaire, et, par conséquent, une ouverture de même forme sur le côté de l'articulation où l'on doit agir ; mais, quand on suit ce procédé, il faut qu'il y ait place pour une grande ouverture afin qu'elle rende facile la désarticulation de l'os, son isolement et sa section.

4° On peut faire une incision en T, qui donne deux lambeaux triangulaires, et dont le résultat est à peu près le même que dans le cas précédent; on peut aussi faire une incision semi-lunaire, qui se rapproche également beaucoup du troisième procédé.

5° Je préfère, en général, un lambeau quadrilatère, vertical ou transversal, lorsqu'on ne veut reséquer qu'une seule extrémité osseuse. J'appelle lambeaux *verticaux* ceux qui s'ouvrent de bas en haut ou de haut en bas, et lambeaux *transverses* ceux qui s'ouvrent transversalement à l'axe d'une jointure, ou dont le bord libre croise la direction du plan articulaire.

6° On peut ouvrir largement presque toutes les articulations, et surtout les principales, au moyen de trois incisions disposées comme un H vertical, ou comme un ⊟ transversal. Il en résulte deux lambeaux quadrilatères, qui se touchent par leur bord libre ou opposé à leur base; deux lambeaux verticaux quand les incisions sont en H vertical, deux lambeaux transversaux quand elles sont en ⊟ transversal; et quand ces lambeaux sont écartés, il en résulte une ouverture quadrilatère très-commode pour isoler les os, les désarticuler et en couper les extrémités. Lorsque les lambeaux sont verticaux, leurs bords voisins, ou l'incision transverse qui les sépare, doivent correspondre à l'intervalle de l'articulation; quand ils sont transversaux, leurs bords voisins, ou l'incision qui les sépare, doivent couper verticalement l'un des côtés de la jointure.

Lorsqu'on a mis à découvert l'articulation par un des procédés que je viens de décrire, il reste à isoler et à retrancher les parties osseuses qui doivent être enlevées. Pour cela, tantôt on commence par couper tous les ligaments qui s'y attachent, soit avec le bistouri simple, droit, courbe, convexe ou concave, soit avec le bistouri boutonné; puis, faisant saillir l'os en le repoussant à travers l'ouverture que l'on a pratiquée, on le dissèque sur toute la circonférence aussi loin qu'il est nécessaire; on coupe son périoste, et on retranche son extrémité par un simple trait de scie. Il faut, autant que possible, que l'os soit scié, dans toute sa circonférence, au point où s'arrête la dissection des parties molles. D'autres fois, et c'est lorsqu'il s'agit d'attaquer l'extrémité d'un os uni latéralement, dans sa longueur, avec un os voisin, on contourne et on isole la circonférence de l'os dans le point où il doit être scié; puis on glisse dans l'espace inter-osseux une attelle flexible, le manche d'un scalpel, une lanière de cuir, une compresse pliée en plusieurs doubles, etc.; que l'on a dû placer également derrière l'os dans le cas précédent, pour protéger les parties voisines, et l'on scie l'os avec une des scies que j'ai indiquées. Si l'on se sert de la scie de M. Stromeyer, on n'a pas besoin d'employer ces moyens accessoires pour défendre les organes voisins. On peut aussi parfois, avec une scie à mollette, comme l'a fait M. Velpeau dans plusieurs circonstances, scier l'os sans l'avoir préalablement détaché des parties situées par derrière. L'os scié, on saisit l'extrémité du fragment que l'on vient de détacher, on l'attire à soi en même temps qu'on le détache avec le bistouri des parties environnantes, et on finit par la désarticulation.

Lorsque l'os est luxé ou fracturé, et l'articulation ouverte, le mode opératoire est tracé par l'état des parties ; il n'y a point de procédé général à indiquer. Le chirurgien profite des ouvertures faites par l'accident lui-même, il les agrandit, s'il est nécessaire, dans un sens ou dans l'autre, avec la précaution seulement de ménager les organes importants. Il fait au besoin de nouvelles incisions ; il enlève les esquilles détachées, lorsqu'il y en a ; il isole l'os ou les os comme nous venons de le dire, et puis il en resèque l'extrémité entière ou irrégulièrement fracturée. Je n'ai pas besoin d'ajouter qu'il doit lier les vaisseaux, s'il y en a qui donnent du sang, et se conduire enfin comme dans toutes les grandes opérations.

Soins consécutifs.

Ils consistent, 1° à mettre la partie opérée dans les conditions les plus favorables pour obtenir la guérison, et c'est ce qui constitue le pansement ; 2° à surveiller les suites de l'opération, à prévenir les accidents qui sont à craindre, et à combattre ceux qui surviennent : c'est le traitement consécutif.

Pansement. — Comme le mode de guérison le plus favorable, généralement, pour les grandes articulations est celui qu'accompagne l'ankylose, ou du moins une union assez intime, il faut chercher à l'obtenir. L'ankylose, en effet, est la condition presque indispensable d'une guérison utile pour les membres inférieurs, et aux membres supérieurs même elle offre encore de grands avantages. Les os ne se correspondant plus par des surfaces semblables à celles des articulations normales, où ils trouvent à la fois solidité et mobilité, si leur mobilité est conservée, ce sera d'ordinaire aux dépens de la force du membre. C'est surtout pour les jointures de la hanche et de l'épaule que l'on peut désirer la conservation d'une légère mobilité; encore, pour cette dernière, la mobilité de l'omoplate supplée-t-elle en partie à celle de l'humérus. Au coude-pied, on a trouvé quelquefois des avantages dans la conservation d'un peu de mouvement : mais, comme cette jointure a besoin d'une grande force, cette mobilité peut être un inconvénient grave. Même au coude, enfin, à moins que la mobilité soit presque nulle, elle ôte au membre beaucoup de sa force; et souvent une ankylose avec demi-flexion offrira plus d'avantages.

Pour obtenir cette terminaison, pour que les os puissent se souder par un cal osseux ou par une réunion fibreuse, tellement intime, qu'elle soit en quelque sorte équivalente à l'ankylose, il faut, autant que possible, rapprocher les fragments jusqu'au contact, ou à peu près au contact, et les maintenir invariablement dans cette position. On devra en même temps les placer dans la direction la plus convenable pour l'utilité du membre. Un plan solide

comme les planchettes actuellement employées dans
le traitement des fractures, garni de coussins de crin
ou de balle d'avoine, et modifié en raison des membres, me paraît offrir le plus d'avantages pour remplir ce double but. On peut aussi employer des
gouttières de différentes formes. Un appareil à bandelettes séparées sera placé par-dessus pour enve-
lopper le membre, et ne pas exiger son déplacement
lorsqu'il sera nécessaire de changer les pièces exté-
rieures de l'appareil, salies par la suppuration. On
pourra y joindre des attelles, ou adapter au plan
fixe des pièces latérales, pour empêcher les moindres
mouvements ; en un mot, on se conduira, quant au
membre, comme dans les fractures compliquées.

Quant à la plaie, il s'agit d'obtenir une réunion
prompte, mais une réunion qui se fasse de l'intérieur à l'extérieur, ou du fond vers la surface. On
doit s'attendre à la suppuration qui a lieu presque
constamment après ces opérations. Il est donc convenable, après avoir rapproché les os, ce qui a mis
en même temps les parties profondes de la plaie en
contact, et dans les meilleures conditions pour la
réunion, de se borner à rapprocher aussi ses lèvres,
sans les unir étroitement par des sutures ou par
des agglutinatifs, qui pourraient renfermer la suppuration à l'intérieur, favoriser la formation des clapiers, des fusées purulentes, et, par suite, s'opposer
à la consolidation des os et à la guérison. Peut-être se-
rait-il bien même de laisser entre les lèvres de la plaie,
dans le point le plus déclive, une bandelette de linge

enduite de cérat, pour favoriser l'écoulement du pus. Le membre d'ailleurs doit être placé de manière que le pus n'ait pas de tendance à séjourner dans la plaie, et trouve une surface inclinée pour le porter au dehors. Certains anteurs ont conseillé, dans le but d'éviter l'accumulation de ce liquide dans le fond de la cavité creusée par l'opération, d'exercer une compression sur les parties molles de l'extérieur à l'intérieur. Ce serait le moyen d'empêcher le rapprochement des os et leur réunion, en poussant les chairs entre leurs extrémités. Le rapprochement des os doit suffire pour remplir le fond de la plaie, et en effacer la cavité.

Ai-je besoin de dire que l'appareil sera levé au bout de quatre ou cinq jours, comme après les amputations, et renouvelé ensuite aussi souvent que besoin sera.

Traitement consécutif.

J'ai indiqué plus haut les accidents qui surviennent à la suite des résections. On n'attend pas de moi, sans doute, que je fasse l'histoire détaillée de tous ces accidents, et de leur thérapeutique, car chacun d'eux, en particulier, exigerait un travail plus long que celui-ci. C'est dans les traités généraux de pathologie que l'on doit chercher ces détails. On verra, d'ailleurs, dans les observations que j'ai rapportées, et dont plusieurs sont empruntées à nos maîtres, la conduite à tenir en pareil cas. Je me bornerai à en dire quelques mots.

Quelques calmants, pendant la première journée, pour apaiser l'irritation et les douleurs qui suivent l'opération ; l'emploi bien connu des moyens hémostatiques, si une hémorrhagie survenait ; la diète pendant les premiers jours, et jusqu'à ce que les symptômes inflammatoires soient modérés ; puis, autant que le permet l'état général, une alimentation graduée et propre à soutenir les forces du malade, surtout si la suppuration est abondante ; les soins ordinaires dans les grandes plaies, les amputations, les fractures compliquées, pour empêcher le séjour et le croupissement du pus, compressions circonscrites, injections détersives, contre-ouvertures, etc.; si des abcès surviennent au voisinage, comme il arrive souvent, ouverture de ces foyers purulents faite de bonne heure et étendue pour hâter leur guérison ; emploi des moyens antiphlogistiques généraux et locaux pour combattre les accidents inflammatoires trop intenses ; si des phlébites, si des accidents de résorption, surviennent, application des nombreux et habituellement impuissants moyens dirigés contre ces complications terribles ; enfin, repos prolongé, soit de tout le corps, soit seulement de la partie malade, à laquelle on ne doit permettre qu'au bout d'un temps assez long des efforts de quelque importance : tels sont les principaux moyens qu'appellent à leur suite les résections des grandes et des moyennes jointures.

J'ajouterai que, si l'on veut obtenir quelque mobilité dans la partie opérée, il sera convenable, lorsqu'on sera bien assuré que les os sont fixés dans leur rapprochement , d'imprimer au membre de légers mouvements pour empêcher l'ankylose de s'établir. Mais, soit par suite de l'inflammation, soit par d'autres causes, on n'est pas toujours maître de l'empêcher, et souvent on ne peut l'obtenir quand on la recherche.

Je ne reviendrai pas ici , d'ailleurs, sur les résultats définitifs des résections, que j'ai antérieurement exposés.

TROISIÈME PARTIE.

DES RÉSECTIONS ARTICULAIRES EN PARTICULIER.

RÉSECTION DE LA MACHOIRE INFÉRIEURE.

La résection d'une des extrémités articulaires de la mâchoire avec ablation d'une partie plus ou moins étendue, et quelquefois très-étendue de cet os, a été déjà pratiquée par un grand nombre de chirurgiens, dans des cas différents. Aux cas que j'ai cités (p. 58 et suivantes) j'en ajouterai plusieurs autres que j'emprunte à Jœger (art. DECAPITATIO du *Dict. de Rust*). Malheureusement, la plupart offrent trop peu de détails, comme presque tous les faits contenus dans ce travail fort érudit, mais où se sont glissées cependant des erreurs. L'opération de ce genre qu'il indique comme la plus ancienne, a été pratiquée par Fischer, en 1793, à Speyer, sur un jeune soldat qui avait eu la mâchoire fracassée par une balle, quinze jours auparavant. Toute la moitié gauche de la mâchoire, même avec une portion de la droite, fut enlevée. On n'eut à lier que six ou huit artères. Guérison en peu de temps.

Mursinna a fait la même opération avec succès, en 1799.

Jœger cite aussi, mais en manifestant quelque doute, une opération pareille pratiquée par M'Clellan, pour une nécrose, sur un enfant de trois ans (*Americ. med. review*, tom. II).

Withusen l'a pratiquée deux fois à l'hôpital de Frédéric, à Copenhague : une fois chez un homme de cinquante ans, pour un énorme ostéosarcome, et elle réussit ; une autre fois, chez un homme de soixante ans, très-affaibli, affecté de carie de l'os et de carcinôme. Le malade mourut.

Robert Liston a opéré, pour un ostéosarcome, une fille de trente-un ans. Il n'a pas lié la carotide. Succès. (*Edinb. med. and surg. journ.*, 1828).

Il cite aussi une semblable opération faite avec succès par Syme, à la même époque. Mais comme Syme n'a pas rapporté ce fait dans son *Traité sur les résections articulaires*; comme d'ailleurs j'ai vu, dans le *Journal d'Édimbourg* indiqué par Jœger, une résection d'une partie de la mâchoire, pratiquée par Syme, mais non une résection de la tête articulaire, je crois que cette citation est erronée. Du reste, je le répète, il y a plus d'une erreur dans l'article de Jœger, ce qui provient de ce qu'il n'est pas remonté aux sources. Je rapporte donc ses indications sans les garantir.

En 1828, Langenbeck a opéré avec succès un enfant de six ans, à la suite de la récidive d'un ostéostéatome, pour lequel il lui avait enlevé la partie moyenne du même os un an auparavant.

En 1828, Anderson a enlevé, sans lier la carotide, la presque totalité de la mâchoire chez une femme affectée d'encéphaloïde. La malade succomba.

Jœger a opéré un homme de dix-huit ans, pour une carie, suite d'une violente inflammation rhumatismale. La plaie guérit par première intention, et le malade reprit ses occupations au bout de six semaines. Il rapporte encore un second résultat semblable de sa pratique. L'opération avait été faite pour une carie très-étendue. Ces malades pouvaient mâcher assez bien.

Palm a enlevé, par la même opération, en 1820, une tumeur de la mâchoire, chez une femme de soixante-cinq ans. Elle succomba le trentième jour.

Grœfe, dans un cas semblable, perdit aussi sa malade, jeune fille de vingt-trois ans. Il avait lié la carotide.

Mott, de New-York, a opéré, en 1822, un jeune homme de dix-huit ans, pour un ostéostéatome. Le malade est mort. La carotide avait aussi été liée.

Même opération, avec ligature de la carotide, par Dzondi, pour une carie et une énorme tumeur des parties molles, chez une jeune fille. Même résultat.

Joignez à ces treize cas les cinq observations que j'ai données plus haut, il en résulte dix-huit opérations qui ont été suivies de mort six fois. Jœger attribue la mort, dans quelques-uns de ces cas, à ce que la carotide avait été liée, et il cite pour preuve, que deux des individus morts ont présenté, à l'autopsie, des foyers apoplectiques dans un cas (obs. de Grœfe), et dans l'autre (obs. de Dzondi) un ramollissement du cerveau. Sans discuter la valeur de cette coïncidence, je me bornerai à rappeler l'observation de M. Lisfranc (obs. LI), où des accidents semblables ont entraîné la mort du sujet, quoique la carotide n'eût pas été liée. La proximité du crâne et du foyer inflammatoire qui suit l'opération me semble expliquer beaucoup mieux cette conséquence.

Il paraît que M. Gensoul, et d'autres, ont aussi pratiqué cette opération; mais je ne connais pas leurs résultats. Quoi qu'il en soit, il ressort de ces observations, que la résection des extrémités articulaires de la mâchoire inférieure réussit assez fréquemment, même quand on enlève une grande étendue de l'os. D'ailleurs, les résections pratiquées dans la continuité de cet os concourent à fortifier ce résultat (voyez *Arch.*, septembre et décembre 1835; *Leçons de clin. chir.* de M. Gerdy, recueillies par M. Beaugrand), quoique les circonstances ne soient pas précisément les mêmes, et que la résection articulaire paraisse offrir plus de gravité. Aussi, je crois la proportion précédente trop faible, quant aux résultats funestes.

Indications. — C'est ordinairement pour des dégénérations de l'os que cette opération a été pratiquée, et c'est le cas qui la réclame le plus fréquemment. Quelque grave qu'elle soit, comme elle est la seule ressource dans de pareilles circonstances, qui compromettent si gravement la vie, on ne doit pas hésiter à y recourir, pourvu que l'affection des parties molles ne soit pas tellement étendue, qu'elle paraisse rendre la résection inutile. En est-il de même pour les autres maladies contre lesquelles elle a été employée. Pour la carie, lorsqu'elle occupe le condyle de la mâchoire, et qu'elle a résisté pendant longtemps à tous les moyens dirigés contre elle, comme il est à craindre que la cavité glénoïde finisse par s'affecter aussi, et transmette aux os du crâne une altération qui devient alors beaucoup plus grave, je crois que l'on pourrait recourir encore à la résection articulaire. Lorsqu'elle occupe d'autres points de l'os, si une opération était jugée nécessaire, ce ne devrait pas être, en tout cas, l'exarticulation d'une de ses extrémités.

Quant à la nécrose, à moins de circonstances particulières, elle ne motiverait pas une opération aussi grave. Mais les fractures compliquées, produites par arme à feu, surtout, peuvent obliger à y recourir, comme il est déjà arrivé.

Mode opératoire. — Plusieurs procédés ont été employés pour cette résection. Et, en effet, les diverses altérations des parties molles, et l'étendue du mal, doivent nécessairement modifier la manière d'agir du chirurgien. Je ne veux pas décrire toutes les modifications qui peuvent être applicables aux différents cas ; je me bornerai à indiquer le mode qui me paraît le plus généralement applicable. Je dois dire d'abord que la ligature préalable de l'artère carotide externe, qui a été pratiquée par certains chirurgiens, négli-

gée par d'autres, ne peut être nécessaire que dans
le cas où l'affection des parties molles serait profondément étendue dans la région parotidienne. L'artère
maxillaire interne, qui passe sous le col du condyle,
peut généralement aussi être évitée. S'il arrivait qu'elle
fût blessée, comme cela n'aurait lieu que dans le dernier temps de l'opération, il serait facile de la lier
après avoir enlevé l'os. D'ailleurs, il convient, en général, de lier les vaisseaux à mesure qu'on les divise.

1° Si l'os n'est pas affecté dans une grande étendue,
le malade étant assis, pour que le sang ne s'écoule pas
dans sa bouche avec trop d'abondance, ce qui pourrait provoquer de sa part des mouvements propres
à troubler l'opération, faites, en arrière du masséter,
suivant la direction du bord postérieur de l'os-maxil-
laire inférieur, et depuis l'arcade zygomatique jusque
vers l'angle de la mâchoire, une incision qui coupe
toutes les parties molles jusqu'à l'os; faites une incision semblable, de même étendue et parallèle à la
première, au-devant du bord antérieur du masséter;
glissez un bistouri entre ce muscle et la branche de
l'os, de l'une à l'autre des incisions que je viens d'indiquer, dirigez-en le tranchant en bas et en dehors,
et d'un seul coup divisez de dedans en dehors les
parties molles, en formant ainsi un lambeau quadrilatère, à sommet inférieur, que vous disséquerez jusqu'à l'arcade zygomatique.

La face externe de la branche maxillaire se trouve
ainsi mise à nu. Alors, avec une spatule ou le manche
d'un scalpel, décollez les chairs qui adhèrent à la sur

face interne de l'os, et glissez une bandelette de linge
dans le point qui devra correspondre à la section,
ou, sans retirer la spatule qui protége les parties
molles sous-jacentes, sciez l'os en ce point avec une
scie en crête de coq, ou mieux une scie à mollette,
ou encore, pratiquez cette section avec la scie de
M. Stromeyer. Alors, avec un bistouri boutonné,
droit ou concave, introduit derrière l'apophyse coronoïde et rasant l'os, divisez de dedans en dehors le
tendon du muscle temporal, et puis coupez le ligament latéral externe de l'articulation, tendez la capsule en tirant et tordant l'os, achevez de la couper
avec des ciseaux ; portez en dehors, le condyle ainsi
détaché, et glissez derrière son col un bistouri boutonné pour couper l'attache du ptérygoïdien externe.
Si la cavité glénoïde était malade, on pourrait la ru-
giner.

Si l'étendue de la maladie oblige à enlever une
plus grande partie de l'os, prolongez en avant l'incision inférieure ou horizontale, en suivant le bord
inférieur de la mâchoire, ou même sous ce bord, de
manière à former, à côté et en avant du lambeau
quadrilatère, un lambeau triangulaire que vous disséquerez de bas en haut, comme le premier. Si la
section de l'os devait être faite jusqu'au milieu de son
corps ou même au delà, on pourrait se dispenser de
faire une incision au-devant du masséter, et alors il
faudrait, sur l'extrémité terminale de l'incision qui
suit le bord inférieur de la mâchoire, abaisser une
autre incision verticale commençant à la lèvre inférieure, ce qui donnerait un second lambeau qua-

drilatère, que l'on disséquerait également de bas en haut. Alors, les parties molles détachées en arrière, et la section de la mâchoire faite au delà du mal, on relève l'os en le séparant de toutes les parties qui adhèrent à sa face postérieure, et on termine comme dans le cas précédent.

Puis, les vaisseaux liés, le sang arrêté, la plaie détergée, il faut la panser. Ici, par exception aux règles générales que j'ai posées, je dois dire que la réunion par suture est le moyen le plus convenable, et je conseillerai de préférence la suture enchevillée. Je ne dois pas m'arrêter à décrire les suites, à indiquer le traitement des fistules parotidiennes qui peuvent survenir. Ai-je besoin d'ajouter que le malade doit s'abstenir d'aliments pendant plusieurs jours, s'abstenir de parler, et même, autant que possible, de faire des mouvements de déglutition; il laissera écouler hors de la bouche les liquides sanieux et purulents qui s'y mêlent à la salive.

Résection de la clavicule.

J'ai cité plus haut (obs. XII et LII) deux cas de résection des extrémités de la clavicule, en voici un autre que j'emprunte à Jœger. Wutzer, à Munich, fut obligé de reséquer l'extrémité interne de cet os pour une carie. Quelque temps après, le reste de la clavicule se sépara spontanément de l'omoplate, et le chirurgien en fit l'extraction : il se forma une masse fibro-cartilagineuse qui remplaça l'os.

Indications. — Ainsi des caries peuvent conduire à

cette opération; parfois aussi des dégénérations organiques obligeront à la pratiquer. Cependant, quoiqu'elle paraisse généralement peu grave par elle-même,
son importance pour les mouvements du bras obligent
à n'y recourir qu'en cas de nécessité bien reconnue.

Mode opératoire. — Il est le même pour les deux
extrémités. Déjà j'ai fait connaître, dans les deux observations que je viens de rappeler, le procédé suivi par
Davie pour l'extrémité interne, et par M. Roux pour
l'extrémité externe. Dans les deux cas, on n'a fait
qu'une simple incision longitudinale parallèle, à l'os.
Voici le procédé qu'indique M. Velpeau pour l'extrémité acromiale.

Procédé de M. Velpeau. — Si la peau n'est point
ulcérée ni malade, faites une incision transversale parallèle au bord interne et prolongée jusqu'à l'acromion, puis une autre beaucoup moins longue tombant sur l'extrémité interne de la première : ce lambeau, renversé en arrière, met l'os à nu. Alors appliquez
la scie du côté sternal, et détachez ensuite le fragment
avec le bistouri, de fortes pinces ou un élévatoire.
Si la section doit être faite vers le milieu de l'os, il
faut agir avec beaucoup de prudence, à cause des vaisseaux axillaires. Dans un cas de nécrose occupant le
tiers externe de la clavicule, M. Velpeau a été obligé
de faire une incision cruciale (*Médecine opératoire*,
t. i, p. 572).

Il serait peut-être préférable, pour l'extrémité interne comme pour l'externe, de faire un lambeau
quadrilatère à base supérieure ; on se donnerait par

là beaucoup de facilité pour les manœuvres ultérieures, et l'opération en serait plus rapide et plus
simple. Je procéderais de la manière suivante: la
peau, pincée et soulevée transversalement sur le bord
supérieur de l'os, au niveau de l'articulation, à dé-
truire, serait divisée sur ce pli, de manière à former
une incision verticale d'un pouce de longueur, qui se
terminerait sur le bord inférieur de la clavicule;
pareille incision serait faite sur le point où devrait
être pratiquée la section de l'os; puis une autre incision, par laquelle on pourrait aussi commencer,
faite le long du bord inférieur de la clavicule,
réunirait les deux premières, et, en disséquant ce
petit lambeau, il serait très-facile ensuite de séparer
l'os des parties voisines et de le retrancher. Ce procédé
serait, je crois, plus avantageux que l'incision cruciale employée une fois par M. Velpeau, et adoptée par
M. Blandin (*Dict. de méd. prat.*, t. xiv, p. 262), si
toutefois l'altération des parties molles n'obligeait
pas à en agir autrement.

Résection de la tête de l'humérus.

J'ai déjà rapporté plusieurs observations de cette
résection. Je vais en indiquer d'autres en peu de
mots.

Percy rapporte (*Dictionnaire des sciences médicales*,
t. xlvii, p. 546) qu'un enfant de treize ans présenta,
en 1789, à l'Académie de chirurgie, la tête de son humérus réséquée six semaines auparavant; il l'offrait avec

la main du côté opéré. Percy dit en outre (*Ibid.*, p. 545) qu'elle a été souvent faite avec succès par MM. Willaume, Bottin, etc., aux armées, pour des coups de feu.

Jœger cite une pareille opération de Guthrie, qui ne fit qu'agrandir une plaie existante ; il en indique une autre faite encore par un chirurgien militaire anglais, qui enleva la tête de l'humérus et les apophyses de l'omoplate brisées : le bras resta peu mobile. Il ajoute que les autres cas cités par les Anglais offrent peu de succès. Ainsi, on rassemble surtout les cas de succès, on laisse de côté les revers. Jœger a, d'ailleurs, commis plusieurs erreurs graves dans cette partie de son travail. Ainsi il attribue par confusion à Sabatier neuf résections de l'humérus faites avec succès : ce sont les cas que Percy rapporte, dans son article déjà cité du *Dictionnaire des sciences médicales*, p. 545, avoir montrés à Sabatier. Et ensuite il cite à son tour Percy pour d'autres faits semblables. Il attribue à M. Roux trois cas de résection de l'humérus, tandis que M. Roux n'en a fait qu'une seule. Ainsi, il multiplie le nombre des faits, et puis il donne comme des succès ceux qui ont été des revers. De pareilles inexactitudes doivent me rendre circonspect sur ses indications. Cependant je ne récuserai pas les deux faits suivants, qui sont de sa pratique, à la clinique d'Erlangen.

En 1827, il a réséqué deux pouces et demi de l'humérus à un jeune homme affecté d'une carie centrale de la tête de cet os : le malade guérit en deux mois.

En 1830, pour une carie et une nécrose centrale

de l'os, il tenta la même opération. Mais il s'aperçut que le mal s'étendait au delà du point où la résection était possible, et il se décida à l'amputation.

Enfin, j'emprunterai encore à la *Gazette médicale* une observation de résection de la tête de l'humérus, au niveau du col chirurgical de cet os, qui a été pratiquée par le docteur J.-N. Roux, de Brignolles.

« Le sujet de l'observation avait reçu un coup de fusil chargé à plomb, et fut pansé d'abord simplement jusqu'au trente-unième jour. On se décida à pratiquer la résection, le malade menaçant de tomber dans le marasme. Le procédé opératoire fut celui de Moreau. Dès le cinquième jour, la fièvre qui minait le malade avait disparu, et il put sortir le vingtième jour.

Deux mois et demi environ après l'opération, voici dans quel état se trouvait l'articulation reséquée : saillie considérable de l'acromion et de l'apophyse coracoïde; au-dessous, dépression sensible, comme dans la luxation de l'humérus en bas et en dedans. Le lambeau était parfaitement cicatrisé. Le bras était aussi gros et aussi fort que celui du côté opposé; sa longueur ne présentait qu'un raccourcissement de six à huit lignes. Les mouvements d'élévation du bras, par côté, étaient difficiles; en avant, ce membre pouvait atteindre à la position horizontale; en arrière, la main s'élevait jusque entre les deux omoplates. Il pouvait bêcher, et se livrer à divers autres travaux des champs. Il s'habillait seul et promptement; la main depuis longtemps déjà portait facilement les aliments à la bouche » (*Gazette médicale* du 30 janvier 1836).

Indications. — Des caries, des fractures comminutives de l'extrémité supérieure de l'humérus, par suite
de coups de feu, tels sont les cas pour lesquels on a
généralement pratiqué cette opération, et les seuls à
peu près pour lesquels on puisse la pratiquer. Pour
le dernier accident, l'indication est évidente. Il s'agit
de débarrasser la plaie d'esquilles, de fragments osseux, qui sont une cause d'irritation très-grave en
agissant comme corps étrangers; et la tête même de
l'humérus, lorsqu'elle reste à peu près entière et encore enfermée dans sa capsule, agit de la même manière, et demande à être enlevée. Le succès, d'ailleurs,
paraît avoir justifié cette pratique. En est-il de même
pour la carie, surtout pour celle qui provient de la
tumeur blanche, et qui paraît de nature scrofuleuse ?
Je ne veux pas répéter ici ce que j'ai dit dans l'histoire
générale des indications de la résection; mais quoique, dans ces cas mêmes, la méthode des résections
ait obtenu de beaux succès, quoique des auteurs, qui
sont en général peu partisans de ce genre d'opérations,
comme Boyer, l'admettent sans difficulté pour l'articulation de l'épaule, dans des circonstances pareilles,
cependant, je dirai qu'il ne me semble pas parfaitement démontré que la résection de l'extrémité supérieure de l'humérus présente tous les avantages qu'on
lui a attribués dans les caries scrofuleuses, et qu'en
tous cas, elle ne me paraît devoir toujours être employée que comme ressource extrême. Sans doute, si
l'acromion, si l'apophyse articulaire de l'omoplate
sont en même temps malades, on peut aussi les resé-

quer ; mais on ne saurait se dissimuler que ces complications, impossibles à prévoir la plupart du temps, aggravent les chances de l'opération. Dureste, il ne paraît pas douteux que quand l'amputation dans l'article est évidemment indiquée, si la résection peut la remplacer, celle-ci doive être préférée.

Procédés opératoires. — Plusieurs ont déjà été décrits dans les observations que j'ai placées au commencement de ce travail ; je me bornerai à les rappeler sommairement.

Procédé de White. — Simple incision longitudinale, de l'acromion jusqu'à quatre ou cinq pouces au-dessous. Prenez le coude à pleine main, et faites basculer la tête de l'humérus de bas en haut, de manière à la forcer de se luxer à travers les parties molles ; glissez une compresse épaisse ou une plaque derrière l'os, et sciez-le avec une scie ordinaire.

M. Larrey fait écarter les deux lèvres de la plaie par des aides, et coupe avec un bistouri boutonné, conduit sur le doigt, les tendons des muscles sus et sous-épineux, sous-scapulaire et petit rond. Il termine comme White.

Procédé de Moreau. — Deux incisions latérales parallèles aux fibres du deltoïde, et réunies par une section transversale passant au-dessous de l'acromion. Rabattez le lambeau sur sa base, faites un second lambeau pareil sur le sommet de l'épaule, s'il est nécessaire, et emportez tout ce qui est malade (*voy.* obs. IV).

Procédé de Manne. — C'est l'inverse de celui de

Moreau. Deux incisions latérales parallèles aux fibres du deltoïde, réunies par leur extrémité inférieure au moyen d'une section transversale : relevez ce lambeau, et agissez comme dans le cas précédent.

Procédé de Sabatier. — Le malade étant assis sur une chaise, et fixé convenablement, faites, à la partie antérieure et supérieure du bras, deux incisions de cinq à six travers de doigt de longueur, réunies en bas en forme de V, et séparées supérieurement par un intervalle d'un pouce ou un pouce et demi. Extirpez le lambeau et la portion du muscle deltoïde que circonscrivent les incisions, puis faites porter le coude en arrière ; coupez les tendons qui entourent l'articulation de l'humérus, et les trois quarts supérieurs de la capsule de cette articulation. Achevez la section de la capsule, faites sortir une portion plus ou moins longue de l'os par la plaie en coupant aussi le tendon du grand pectoral en devant, et ceux du grand rond et du grand dorsal en arrière. Enfin réséquez l'os en le sciant, avec la précaution de garantir les chairs voisines de l'action de la scie au moyen d'un carton. (*Méd. opér.* de Sabatier, édit. de MM. Bégin et Sanson, t. IV, p. 445, 1824.)

MM. Bégin et Sanson regardent comme fort inutile l'extirpation du lambeau ; et ils proposent, avec raison, de le faire plus large à sa base, et de se borner à le relever pour le réappliquer ensuite.

Procédé de Bent. — Première incision, le long du bord interne du deltoïde, de la clavicule au tendon un grand pectoral ; deux autres incisions transversales et venant aboutir aux extrémités de celle-ci, en coupant les fibres supérieures et les fibres inférieures du deltoïde, de manière à former un lambeau quadrilatère, qui fut renversé de dedans en dehors, et transversalement comme un volet de croisée.

Procédé de M. Morel. — Incision courbe, semilunaire, à convexité inférieure, pratiquée sur le devant de l'épaule ; on relève ce lambeau, et on agit comme dans le procédé de Manne.

Procédé de M. Syme. — Une incision longitudinale de l'acromion à l'insertion inférieure du deltoïde ; seconde incision qui, partant de l'extrémité inférieure de la première, et formant avec elle un angle droit, est dirigée en arrière, et un peu en haut, de manière à former un triangle à base postérieure et légèrement supérieure. Dissection du lambeau et suite de l'opération comme dans les autres procédés.

Procédé de M. Buzairies. — On commence, comme dans le procédé de White, par faire une incision longitudinale, s'étendant de l'apophyse acromion vers l'attache inférieure du deltoïde sur l'humérus. Dans les cas où cette simple ouverture peut suffire pour opérer la résection, on s'arrête là. Il ne s'agit plus que de présenter la tête de l'humérus à travers cette ouverture, de séparer de chaque côté de l'incision première les tissus qui retiennent la tête de l'humérus, et de terminer l'opération. Mais si l'état des parties exige une ouverture plus grande, on fait une seconde incision partant de l'extrémité supérieure de la première, vers l'acromion, et se prolongeant en arrière,

le long du bord inférieur de l'épine de l'omoplate.
On forme ainsi un lambeau angulaire, qu'on détache
en le repliant en arrière et en bas, pour pouvoir opérer
la résection. Enfin, quand l'ouverture que fournit ce
lambeau ne suffit pas pour pratiquer la résection, on
fait une troisième incision, semblable à la précédente,
mais du côté opposé, et qui, partant de la rencontre des deux premières, au-dessous de l'acromion,
se dirige vers le bord inférieur de la clavicule. On
sépare ce second lambeau, en le renversant en avant
et en bas. Lorsque ces lambeaux sont détachés, on
porte le bistouri autour de la tête de l'humérus, afin
de couper la capsule articulaire qui la retient. Alors,
quel que soit le volume de la tête de l'humérus, quels
que soient le désordre et l'altération des parties voisines, on peut toujours élargir selon le besoin cette
plaie trifide, offrant à peu près la forme d'un Y, en
économisant, autant qu'il est possible, le nombre et
l'étendue des incisions (*Journal des conn. méd.*, tom. II,
p. 109).

Remarques. — Plusieurs de ces procédés peuvent
trouver leur application suivant les circonstances. Le
plus imparfait de tous est celui de White. Sabatier
s'est attaché à démontrer qu'il ne peut pas suffire
dans les cas ordinaires. Il a invoqué les faits cités à
l'appui, et il a établi que Vigarous n'avait pas pratiqué une résection de l'extrémité articulaire de l'humérus, puisque la tête de l'os était restée dans sa
cavité. Il émet aussi la même opinion sur le fait de
White (*Mém. de l'Institut*, tom. V, p. 373). Cependant

ce procédé a trouvé d'utiles applications dans la chirurgie militaire. Le procédé de Bent est peu favorable, parce qu'il expose au croupissement du pus dans la plaie. Celui de Moreau est peut-être trop blâmé; et, si l'on avait lieu de craindre une affection simultanée de l'omoplate, s'il existait, par exemple, des fistules aboutissant à cet os, il devrait, je crois, être préféré, car alors il me paraît plus avantageux que tous les autres. Mais lorsque l'humérus est seul malade, un simple lambeau externe, à base supérieure, suffit parfaitement à l'opération.

Résection de l'extrémité supérieure du fémur

Cette opération a-t-elle été pratiquée, et pourrait-on la pratiquer? Suivant Jœger, Schmatz l'aurait entreprise; mais trouvant, après incision de l'articulation, la tête du fémur séparée par la carie, il se serait contenté de l'extraire, et après la guérison du malade, le grand trochanter aurait formé une articulation nouvelle. Suivant Jœger encore, qui, du reste, le donne avec doute, il paraîtrait que le docteur Hewson aurait pratiqué à Dublin, en 1828, la résection de cette extrémité osseuse; du moins, le docteur Dietz lui assure avoir vu, cinq semaines après l'opération, le malade, dont la plaie était à moitié guérie. Ces faits toutefois méritent confirmation.

Il n'en est pas de même de l'observation de M. Scutin, que j'ai rapportée plus haut (obs. LXXII). Du reste, la terminaison de ce cas ne peut rien nous apprendre sur les suites probables de l'opération, car le désordre était trop considérable pour qu'on puisse conclure, d'après le résultat, à l'inutilité de la résection dans un cas moins grave. Il ne me paraît pas impossible que cette résection, pratiquée pour des plaies d'armes à feu, soit quelquefois utile, et peut-être, dans certains cas, serait-elle préférable à l'amputation du membre dans l'article. Mais pour les caries et luxations spontanées, on ne saurait évidemment tenter une pareille ressource. Cependant il est à ma connaissance que cette opération a été pratiquée à Paris dans un cas de ce genre : le résultat a été tel qu'on pouvait le prévoir.

Si on croyait devoir recourir à cette résection dans quelque circonstance, il conviendrait de tailler en dehors de l'articulation, un lambeau quadrilatère, comme le conseille M. Roux, ou un lambeau semi-lunaire, comme le conseille M. Velpeau.

Résection de l'articulation du coude.

Voici encore un exemple de succès : l'opération a été pratiquée par M. Thomas Harris, chirurgien de l'hôpital de Pensylvanie.

« Une femme, âgée de vingt-six ans, de bonne constitution, habituellement bien portante, fit une chute sur le coude, qui fut suivie d'une arthrite assez grave; elle en guérit pourtant. Trois mois après, elle reçut un coup de corne de vache dans le poignet du même côté, ce qui renouvela l'inflammation du coude. De

là des abcès multiples dans cette partie, et une réaction consécutive fort grave. La malade est entrée à l'hôpital.

« A l'examen, M. Harris constate une fracture mal
réunie du condyle externe, des fistules et des fusées
purulentes dans la même région. Comme il y avait
fièvre hectique et une toux de mauvais caractère, on
pensa que l'organisme ne résisterait peut-être pas à
la réaction de l'amputation du bras, et on s'est décidé
à la résection. Le procédé fut celui de Moreau, modifié par Dupuytren; l'olécrâne a été coupé à l'aide
d'une scie ordinaire. Les surfaces articulaires ayant
été alors reconnues cariées, ont été retranchées avec
des pinces tranchantes. Le nerf cubital avait été res-
pecté.

25 juillet, la malade est sans fièvre, et assez bien
portante; elle se promène dans la cour de l'hôpital
avec le membre en écharpe, et soutenu par des attelles articulées.

4 décembre, elle quitte l'hôpital, parfaitement
guérie; sa santé est revenue à l'état normal, le bras
est à peine difforme, et peut exécuter librement la
plupart des mouvements naturels (*Gaz. méd.*, 16 dé
cembre 1837).

Percy rapporte « qu'une multitude d'opérations
semblables ou analogues ont été pratiquées avec un
succès presque constant sur des militaires qui avaient
eu l'articulation huméro-cubitale comminuée par un
gros projectile, ou désorganisée par une balle » (art.
cité, p. 549). Il cite encore une opération de ce genre,
pratiquée avec succès par Mazzosa, de Milan, sur une

jeune fille de quatorze ans, qui s'était fracturé l'humérus en tombant d'un arbre (*Ibid.*, p. 550).

M. Roux rapporte (thèse citée, p. 41) que cette opération a été pratiquée avec un complet succès par M. Champyon, de Bar-sur-Ornain.

Quant à M. Roux lui-même, qui a bien voulu me donner quelques renseignements sur le nombre et les résultats des résections qu'il a pratiquées, il a fait la résection huméro-cubitale six fois. Trois malades sont morts d'accidents consécutifs à l'opération ; un quatrième sujet a succombé cinq mois plus tard à une phthisie pulmonaire. Un pareil résultat est peu favorable à cette opération ; il l'est d'autant moins que l'on ne saurait mettre en doute l'habileté de l'opérateur. J. Syme, dont nous avons déjà rapporté plusieurs observations, a pratiqué, de 1828 à 1831, quatorze résections du coude. En présence d'un pareil nombre de faits, il est bien permis de se demander si toutes ces opérations étaient nécessaires. La plupart ont été pratiquées sur de jeunes sujets pour des caries de la jointure. Deux seulement ont été suivies de mort (Syme, ouv. cit., ou *Arch. gén. de méd.*, t. XXVIII, p. 102 et suiv.).

J'emprunterai à Jœger l'indication de quelques autres faits. Gercke, en 1793, pratiqua cette opération sur un soldat qui avait eu le coude fracassé par un boulet, et qui ne voulut pas souffrir l'amputation. Plus de quatre pouces du cubitus furent enlevés. Le malade guérit en cinq mois avec ankylose. Justamond enleva l'olécrâne, deux pouces du cubitus et une portion du radius. La mobilité fut conservée. Dietz a fait à Nuremberg, en présence de Jœger, en juillet 1830, la même opération pour une carie du coude. Il a enlevé trois pouces de l'humérus, quinze lignes du radius, et deux pouces et demi du cubitus ; le malade n'était pas encore guéri sept ou huit mois après l'opération.

Hey a enlevé un fragment de l'humérus, long d'un pouce et demi, dans un cas de fracture avec plaie de l'articulation. Le mouvement fut conservé.

Indications. — Des caries, des luxations ou des fractures compliquées de plaies de l'articulation, sont les cas qui indiquent la résection des extrémités articulaires du coude. Les résections pratiquées pour ces deux dernières maladies ont présenté, en général, de très-bons résultats, qui doivent engager les chirurgiens à suivre en pareil cas une semblable conduite. Alors même que la réduction d'une luxation avec issue de l'humérus à travers les téguments ne serait pas impossible, si elle offrait d'assez grandes difficultés, on ne devrait pas hésiter à retrancher une partie de l'extrémité saillante. La marche de la plaie semble généralement simplifiée par suite de cette opération, la guérison plus assurée, et l'on peut même espérer le retour d'une partie des mouvements de l'articulation. Dans des caries produites par une lésion extérieure, et entretenues par un corps étranger, comme on le voit dans l'observation de Moreau (obs. XV), ou dans toute autre circonstance analogue, l'opération est parfaitement indiquée. Mais dans les caries scrofuleuses, comme je l'ai déjà dit pour l'articulation scapulo-humérale, les résultats sont loin d'être aussi avantageux, les indications aussi précises. Nous voyons bien qu'elle a réussi dans un assez bon nombre de cas, mais elle a eu aussi des revers assez nombreux : et sont-ils tous connus ? Nous avons vu que quatre fois sur six, les malades opérés par M. Roux ont succombé à la suite de l'opération ou peu de temps après : sans doute, d'autres chirurgiens ont été moins malheureux ; Syme, par exemple, a obtenu beaucoup plus de succès ; mais il faut considérer qu'il a opéré, dans une grande partie de ses cas, sur des enfants dont l'âge était une condition favorable pour le succès, et eût peut-être permis pour quelques-uns une guérison sans opération. D'ailleurs nous avons vu dans un cas (observ. XVII) que l'invasion de la carie dans une autre jointure avait exigé plus tard l'amputation du même membre, et il paraît qu'un autre des malades opérés par M. Syme a présenté également une récidive.

Enfin, alors la guérison se fait presque toujours longtemps attendre ; souvent des fistules persistent pendant plus d'une année, et quelquefois les cicatrices se sont changées en ulcérations, comme le remarque Jœger. Ces insuccès variés doivent-ils être estimés de peu d'importance en considération des beaux résultats que l'on a obtenus chez un assez bon nombre de sujets, qui ont recouvré dans le membre une certaine mobilité, alors même que les muscles fléchisseurs et extenseurs avaient été détachés de leur insertion par suite de résections fort étendues des os ?

Procédés opératoires. — Parck, qui a le premier proposé la résection des ginglymes, après avoir essayé sur le cadavre de faire la résection du coude au moyen d'une simple incision longitudinale, reconnut la nécessité de faire une incision cruciale, comme il l'a fait pour le genou.

Je rappelle le procédé de Moreau, décrit plus haut (obs. XIII). Il faisait deux incisions latérales de deux à trois pouces, à partir des condyles de l'humérus, remontant sur le bras, réunissait ces deux incisions par une troisième transversale, passant au-dessus de l'olécrâne; relevait ce lambeau, dénudait en avant l'humérus, passait de ce côté une plaque protectrice, et sciait l'os. Si les extrémités radiale et cubitale devaient être emportées, il prolongeait par en bas les deux incisions latérales, rabattait le lambeau pour mettre à découvert les extrémités osseuses, et les reséquer.

Modification de Dupuytren. — Faites deux lambeaux postérieurs comme dans le procédé de Moreau, puis emportez l'olécrâne; mais au lieu de couper le nerf cubital, ouvrez sa gaîne, et faites-le contenir par un aide en avant du condyle interne de l'humérus.

Le procédé de Moreau, modifié par Dupuytren, nous paraît offrir tous les avantages désirables. Du reste, si l'on opère sur des tissus fortement altérés et endurcis par la maladie, il n'est pas toujours facile d'éviter la lésion du nerf cubital. Mais cette lésion ne paraît pas avoir une très-grande importance; du moins, d'après les observations que nous avons rapportées, elle a présenté peu d'inconvénients, et parfois même la réunion du nerf s'est opérée, et ses fonctions se sont rétablies.

Résection de l'extrémité supérieure du radius.

Jœger rapporte que Textor a pratiqué cette opération en 1823, pour une luxation ancienne de cette extrémité en arrière : l'opérateur n'a fait aux téguments qu'une simple incision longitudinale. Une violente inflammation en fut là conséquence, et le membre s'ankylosa dans l'extension. Textor, en communiquant cette observation à Jœger, y joignit la suivante : « M. Warmuth, d'Arenstein, pour guérir une jeune fille qui présentait une luxation du radius en arrière, et une fracture non consolidée de la partie supérieure du cubitus, enleva deux pouces du radius, et raffraîchit les deux bouts de la fracture de l'os voisin. La plaie se guérit promptement, mais la fracture ne se consolida pas davantage. »

On ne saurait approuver, je pense, l'opération pratiquée par le premier de ces chirurgiens, et que son résultat est loin de légitimer. Il faudrait, pour qu'une pareille affection pût motiver cette pratique, que la saillie du radius déterminât des accidents graves, comme l'ulcération permanente des téguments, l'impossibilité des mouvements, etc., et rien n'annonce qu'il en fut ainsi dans le cas que je viens de rapporter. Autrement ce serait agir avec une grande imprudence, et compromettre les moyens de la chirurgie pour obtenir un résultat qui, dans les cas les plus favorables, ne serait probablement pas beaucoup plus avantageux que la maladie.

D'autres accidents, comme une fracture comminutive de cette extrémité articulaire, une carie incurable, pourraient indiquer plus justement cette opération. Mais il conviendrait, je crois, au lieu de se borner à une simple incision longitudinale, de former un lambeau quadrilatère, en tirant sur chacune des extrémités de l'incision longitudinale, une courte incision transversale, comme je l'ai proposé pour la clavicule. La suite de l'opération serait ainsi beaucoup plus facile. Du reste, dans le cas où une affection organique du radius nécessiterait son ablation dans une grande étendue, il serait fort important de conserver au moins, si la maladie le permettait, l'extrémité inférieure de cet os. En agissant ainsi, on serait beaucoup moins exposé à voir le membre se déformer, la main se renverser en dehors, et, par suite, ses fonctions subir une notable altération, comme cela dut arriver après l'extirpation totale du radius, pratiquée une fois en Amérique, au rapport de M. Velpeau.

Résection de l'articulation du genou.

Je vais rapporter l'observation de Parck, qui a, le premier, pratiqué cette opération.

« Un matelot écossais, homme fort et robuste, âgé de trente-trois ans, était dans l'hôpital de Liverpool, pour une maladie du genou, qui subsistait depuis dix ans; la tuméfaction était très-considérable, et les téguments très-distendus. La contraction des muscles fléchisseurs était si forte, que la jambe formait avec la cuisse un angle droit, et restait invariablement fixée dans cette position; les douleurs étaient très-grandes : il n'y avait pas encore d'ouverture aux téguments, quoiqu'il fût évident que la suppuration et la carie avaient déjà fait des progrès considérables.

« Parck, après plusieurs essais sur les cadavres, fit la résection des extrémités articulaires, le 2 juillet 1781. Des hémorrhagies, [des abcès, et divers autres accidents retardèrent la guérison, qui ne fut complète qu'à la fin du mois de juillet de l'année suivante (*Malad. chirur.*; Boyer, t. IV, quatrième édit., p. 545). Le malade put ensuite se servir de son membre, et même reprendre son état de matelot, quoiqu'on lui eût enlevé plus de trois pouces de la longueur des os.« Parck pratiqua une seconde fois cette opération sur un autre malade; mais l'opéré succomba, après avoir langui pendant près de quatre mois » (S. Cooper, t. I, p. 95).

Jœger indique une opération de ce genre, faite par Filkin, de Liverpool : l'opéré vivait encore vingt ans plus tard, et marchait sans difficulté. — Mulder l'a pratiquée aussi sur une femme enceinte, qui avait caché sa grossesse. Des accidents graves survinrent, la malade accoucha de deux jumeaux, et finit par succomber, au bout de quatre mois. — Jœger a pratiqué lui-même cette opération en 1830, sur un maçon âgé de vingt ans, affecté d'une tumeur blanche du genou, non encore perforée. La tumeur avait, dit-il, quatorze pouces de circonférence, et six pouces de longueur; il enleva un pouce quatre lignes du fémur, la tête du tibia jusqu'à l'insertion du péroné, et la rotule cariée. Le malade a commencé de marcher au bout de quinze semaines, et a quitté l'hôpital cinq mois après l'opération. La jambe était raccourcie de deux pouces, les os étaient soudés, le malade marchait bien, mais il conservait encore deux fistules, qui conduisaient le stylet jusqu'à l'os, sans laisser toutefois sentir de parties cariées. Jœger pensait qu'il sortirait encore quelques petits fragments d'os.

Indications. — C'est pour des caries que la résection du genou paraît avoir été pratiquée dans tous les cas. Les observations que nous venons de rapporter, réunies à celles que nous avons citées plus haut, forment un total de douze cas. Dans trois cas, la mort a été la suite évidente de l'opération. Dans deux autres, quoique cette terminaison soit survenue après des complications accidentelles, l'opération doit encore en porter, au moins en grande partie, la responsabilité. Dans un sixième, enfin, quoique la mort soit survenue plus tardivement, et par suite de phthisie pulmonaire, celui de Crampton (obs. XXIII), l'opération pourrait bien aussi ne pas avoir été étrangère à cette conséquence. D'ailleurs, le membre qui fut ainsi conservé pendant trois ans était tout à fait inutile, et même fort embarrassant. Dans deux autres cas, les malades ont survécu en conservant un membre incommode; et enfin, dans quatre cas seulement, sur deux desquels, d'ailleurs, les renseignements sont fort incomplets, l'opération paraît avoir réussi. Cependant il faut encore noter que sur ces quatre opérés, celui de Jœger conserve des fistules, et que l'on ne sait pas la suite de son histoire. Or, si d'autres opérations semblables ont été pratiquées, il est à peu près certain que les résultats n'en ont pas été favorables, car on n'eût pas manqué de les publier. Eh bien, à ne juger que d'après ces faits, il est évident, d'une part, que l'opération est à peu près aussi grave que l'amputation de la cuisse; d'autre part, qu'elle entraîne des accidents et des souffrances beaucoup plus prolongés et plus pénibles, et que lorsqu'elle est suivie d'une guérison, le membre est aussi souvent embarrassant qu'utile. De pareils résultats ne me semblent pas de nature à légitimer cette opération. Cependant le nombre des faits n'est pas assez considérable pour me permettre de la proscrire dans tous les cas.

Procédés opératoires.

Procédé de Parck. — Faites d'abord au-devant de l'articulation une incision longitudinale qui s'étende deux pouces au-dessus et au-dessous de cette articulation, puis, au-dessus de la rotule, une incision transversale qui comprenne la moitié de la circonférence du membre et coupe le tendon extenseur de la jambe. Les angles de ces incisions écartés, enlevez la rotule, et coupez tous les ligaments de l'articulation, passez un couteau large et plat à la partie postérieure du fémur, de manière à ne pas blesser les vaisseaux, et remplacez-le par une spatule pour mettre les chairs à l'abri de la scie. Alors, emportez la partie inférieure du fémur ; après quoi vous procéderez de même à la résection de la partie supérieure du tibia.

Procédé de Moreau. — Deux incisions latérales, partant du niveau de l'articulation et remontant à une hauteur convenable, sont réunies inférieurement par une incision transversale qui passe sous la rotule. Ce lambeau disséqué et relevé, l'extrémité inférieure du fémur est découverte. On dénude en arrière cet os à la hauteur voulue par l'état des parties, et on le resèque ; puis on prolonge l'incision latérale externe jusque sur la tête du péroné, et en avant, on abaisse une autre incision de la partie moyenne de la section transversale sur la crête du tibia, de manière à former deux lambeaux : un interne, triangulaire, l'autre externe, quadrilatéral. On dénude la partie supérieure du tibia en rabattant ces deux lambeaux, et on resèque les parties malades (Moreau, thèse, p. 53).

Procédé de MM. Bégin et Sanson. — Placez la jambe dans la demi-flexion ; faites au-dessous de la rotule une incision transversale qui s'étende du ligament latéral externe à l'interne, et divise d'un seul trait ces cordons fibreux, ainsi que le ligament de la rotule. Les surfaces du fémur et du tibia étant alors découvertes, on peut, suivant le cas, en incisant latéralement le long des os, faire saillir autant qu'on le veut l'extrémité de l'un ou de l'autre, pour reséquer les parties malades.

Procédé de Syme. — La jambe étant fléchie à angle droit sur la cuisse, faites au-dessous de la rotule une incision courbe à concavité tournée en haut, et s'étendant d'un ligament latéral à l'autre; ouvrez du même coup l'articulation. Faites une seconde incision courbe à concavité inférieure, passant au-dessus de la rotule, et joignant les deux extrémités de la première; enlevez ce lambeau avec la rotule; coupez les ligaments latéraux, et les postérieurs; disséquez le fémur et le tibia dans l'étendue nécessitée par l'état des parties; passez une compresse fendue, et reséquez au moyen de la scie.

Procédé de Jœger. — Dans son opération, Jœger se servit du procédé suivant. Première incision transversale au-dessous de la rotule, sur laquelle on fait descendre deux incisions verticales, qui la partagent en trois parties égales. On dissèque les deux lambeaux latéraux triangulaires, et le médian, qui est quadrangulaire et renferme la rotule. Celle-ci est emportée, si elle est malade. L'extrémité inférieure du fémur étant ainsi à découvert, on l'isole des parties molles, et on resèque tout ce qui est altéré; puis, prolongeant les deux incisions verticales au-dessous de la transversale, on forme trois nouveaux lambeaux semblables aux premiers, que l'on dissèque de la même manière, et qui laissent à nu l'extrémité supérieure du tibia (Jœger, Mém. cité).

De tous ces procédés, le plus convenable, ce me

semble, est celui de MM. Sanson et Bégin, qui consiste à ouvrir tout d'abord largement l'articulation, pour reconnaître l'état des os et se diriger ensuite d'après les lumières acquises. Si le fémur est seul malade, il suffit alors de pratiquer deux incisions sur ses parties latérales comme le faisait Moreau. S'il est nécessaire de réséquer l'extrémité du tibia, je pense qu'il serait favorable d'ajouter aux deux incisions inférieures de Moreau une troisième incision, interne, faisant suite à l'incision interne de la cuisse. De cette manière on aurait deux lambeaux quadrilatères, qui permettraient de découvrir et de retrancher facilement cette partie de l'articulation. On devra d'ailleurs, ici surtout, faire en sorte que l'incision transversale soit portée assez loin sur les téguments et vers la partie postérieure de l'articulation, pour que la suppuration trouve un écoulement facile à l'extérieur.

Résection de l'articulation radio-carpienne.

Indications.—Cette opération n'a été pratiquée qu'un petit nombre de fois (*v.* obs. XXVIII, XXIX, XXX, LIV). La carie et les luxations ou fractures compliquées de plaies de la jointure en ont été le motif. Elle a obtenu des succès qui prouvent que dans certains cas on peut encore y recourir avec avantage, malgré le peu d'épaisseur des parties molles environnantes, malgré le grand nombre des tendons, des vaisseaux et des nerfs qui l'entourent de toutes parts et qu'il est difficile de ménager, malgré la communication avec la plaie de toutes les articulations carpiennes.

Procédés opératoires. — Je ne rappellerai pas le procédé de M. Roux, qui est décrit plus haut dans l'obs. XXVIII.

Procédé de M. Dubled. — Il fait seulement deux incisions latérales, sépare avec soin les parties molles des os, puis renverse la main en dehors autant que possible, divise le ligament latéral interne, isole complétement la tête du cubitus, la détache du radius, et la scie après avoir passé une plaque de plomb ou de bois entre les deux os. La même manœuvre est répétée pour le radius, dont il est alors bien plus facile de faire saillir au dehors l'extrémité (Velpeau, *Méd. opér.*, t. I, p. 558). Ce procédé est d'une exécution plus difficile que le précédent, dont il est en quelque sorte tout l'opposé.

Je ne reproduirai pas un autre procédé qu'indique M. Velpeau, sans toutefois en conseiller l'application, et qui aurait l'inconvénient de couper les tendons extenseurs de la main.

Le lambeau triangulaire que forme M. Roux sur chaque côté de l'articulation permet assez bien, surtout quand les parties molles ne sont pas altérées, de dénuder les os pour faire agir la scie sur leur continuité. Cependant il offre encore des difficultés dépendant de l'étroitesse de l'ouverture à sa partie supérieure, et je crois qu'il pourrait être avec avantage modifié ainsi qu'il suit : Faites sur le bord interne de la face antérieure du cubitus une incision de deux pouces de longueur qui se termine au niveau de l'articulation ; faites sur le bord interne de la face posté-

rieure du même os une seconde incision parallèle, et
semblable à la première, dont elle sera éloignée de dix
lignes ou un pouce environ. Réunissez l'extrémité inférieure de ces deux incisions par une troisième qui
contourne le côté interne de l'articulation radio-carpienne. Disséquez et relevez le lambeau quadrilatère
ainsi formé. Isolez l'os comme dans le procédé de
M. Roux, et sciez-le, soit avec une scie ordinaire, soit
avec une scie à molette ou la scie de M. Stromeyer.
Après avoir désarticulé et enlevé le fragment inférieur
du cubitus, procédez de la même manière pour découvrir, isoler et retrancher l'extrémité du radius.
Ces lambeaux quadrilatères rendraient beaucoup plus
faciles et plus promptes les manœuvres ultérieures.

Résection de l'extrémité inférieure du cubitus.

Voici la seule opération de ce genre que je con-
naisse. Elle a été pratiquée pour un ostéosarcome du
cubitus, et a parfaitement réussi.

Obs. — « Un jeune paysan ayant reçu un coup de
bâton sur la partie moyenne et externe de l'avant-
bras gauche, il s'ensuivit de la douleur ; puis, six
mois après, l'os se tuméfia, et finit par acquérir un
volume très-considérable. Le docteur Málagodi, ayant
diagnostiqué un ostéosarcome du cubitus, résolut
d'emporter l'os malade. Pour cela, ayant découvert la
tumeur depuis le poignet jusqu'au coude, il détacha
inférieurement le cubitus du radius et des os du carpe,
et supérieurement, le scia un peu au-dessous de son

articulation avec l'humérus. Le trente-cinquième jour, la cicatrisation était complète; le malade, à cette époque, remuait les doigts et pouvait serrer avec assez de force les corps d'un certain volume. Deux mois après, le docteur Malagodi vit cet homme, qui lui apprit qu'il avait pu reprendre ses travaux champêtres, et qu'il pouvait faire tout ce qu'il faisait avant sa maladie » (*Journal des connaiss. méd. pratiq.*, t. II, p. 200. Extrait du *Bulletin des sciences médicales* de Bologne).

J'ai déjà dit l'utilité qu'il y aurait à conserver l'extrémité inférieure du radius dans le cas où l'ablation d'une grande partie de cet os serait nécessaire. Cet avantage est le même pour l'extrémité supérieure du cubitus, et a été obtenu dans le cas précédent, où l'on voit que les fonctions du membre ont été parfaitement conservées. Du reste, je pense qu'il conviendrait, dans ce cas, comme je l'ai déjà proposé pour la résection du radius, de faire un lambeau quadrilatère à base antérieure ou postérieure.

Je trouve encore dans Jœger l'indication suivante : Orred assure qu'un chirurgien a emporté, chez un jeune homme de seize ans, trois pouces de l'extrémité inférieure du cubitus, et que la mobilité de la main fut conservée.

Résection de l'articulation tibio-astragalienne.

J'en ai rapporté déjà un grand nombre de cas. J'emprunterai à Jœger les suivants, parmi plusieurs autres qu'il cite.

Williams Hey a reséqué, en 1766, trois pouces de l'extrémité inférieure du tibia et du péroné; mais le pied resta faible, et les orteils étaient tournés en dehors.

Si l'indication de la date n'est pas erronée, cette résection aurait été pratiquée avant que White eût proposé et exécuté la résection de l'extrémité supérieure de l'humérus. Suivant Jœger encore, Weber, de Hambourg, a pratiqué avec succès la même opération sur un homme de quarante-deux ans, pour une carie avec fistules, qui était la suite d'une luxation et d'une fracture du péroné. — Liston aurait emporté sur une jeune fille de douze ans, scrofuleuse, l'astragale, le scaphoïde, deux os cunéiformes et l'extrémité inférieure du tibia ; le succès aurait été complet.

Indications. — Ce sont encore des caries, des luxations, des fractures compliquées récentes ou anciennes, qui ont conduit à cette opération ; et quoiqu'elle présente à peu près les mêmes difficultés que la résection du poignet, cependant elle a été pratiquée un beaucoup plus grand nombre de fois, ce qui tient sans doute à la plus grande fréquence des maladies de cette jointure. Le nombre considérable des succès obtenus dans les cas de résection pratiquée pour des luxations ou des fractures compliquées ne laisse pas de doute sur l'utilité de la résection dans ces cas. Quant aux caries, je n'aurais qu'à répéter à peu près ce que j'ai dit à propos de la résection du genou; cependant celle de l'extrémité inférieure de la jambe paraît offrir en pareil cas plus d'avantage. Mais quelque soit le motif

de l'opération, quels que soient les désordres pathologiques de la jointure, en aucun cas il ne convient de
se borner à retrancher l'extrémité inférieure du tibia.

Procédés opératoires. — Les observations XXXI,
XXXII et XXXIII citées plus haut font connaître le procédé de Moreau, perfectionné par M. Roux, et qui a
été généralement adopté. Par ce procédé, on forme
sur les côtés de l'articulation deux lambeaux triangulaires, comme pour la résection radio-carpienne, et on
retranche les os de la même manière. Mais la fenêtre
triangulaire, que l'on ouvre ainsi sur les téguments,
est incommode à cause de l'étroitesse de sa partie
supérieure, pour l'isolement et la section des os. Par
cette raison, je conseillerai, comme pour le poignet,
de tailler sur la surface latérale de chaque os, un lambeau quadrilatère dirigé de haut en bas, et ayant son
bord libre au-dessous du sommet des malléoles. Un
lambeau quadrilatère dirigé en sens inverse, c'est-à-
dire ayant sa base en avant et son bord libre en arrière,
lambeau formé au moyen d'une incision longitudinale
sur le bord postérieur de l'os, et de deux petites incisions transversales, l'une sous le sommet de la malléole, l'autre à deux ou trois pouces au-dessus, rem-
pliraient parfaitement le même but.

Résection des extrémités du péroné.

On peut être obligé de réséquer les extrémités du
péroné, seules malades, et cette opération a déjà été
faite.

Dans ce cas, comme pour les extrémités d'un seul des os de l'avant-bras, un lambeau quadrilatère à base supérieure, ou à base antérieure, lorsqu'il s'agit de reséquer une grande partie de l'os, de même que je viens de l'indiquer pour la résection tibio-tarsienne, tel est le procédé qui me paraît le plus favorable.

Résection des extrémités des métacarpiens et des métatarsiens.

Je réunis les considérations relatives à ces os, car elles ne présentent pas de différences notables, non plus que les procédés opératoires qui peuvent être appliqués à leur résection. J'ai déjà cité plusieurs opérations de ce genre, et beaucoup d'autres ont été pratiquées. Ici l'on compte à peu près autant de succès que d'opérations, au moins quant aux suites immédiates. C'est surtout pour le premier métacarpien et le premier métatarsien que ces opérations ont été faites, dans des cas de carie, de luxations, de fracture comminutive. Je n'ai pas besoin, pour établir l'utilité de ces résections, ou les avantages qu'elles présentent sur les amputations, de répéter ici les considérations que M. Roux a exposées dans son mémoire lu à l'Institut en 1830, et que j'ai cité plus haut. Tout le monde, en effet, maintenant apprécie ces avantages.

Pour le dernier métacarpien et le dernier métatarsien, les avantages de la résection sont moins importants, et cependant ils méritent aussi d'être pris en considération. A la main, cette opération évite une difformité ; au pied, elle évite, sur le bord externe de cet organe, une saillie anguleuse que produirait l'amputation, et qui serait sans cesse blessée par les chaussures. Du reste, l'opération se pratique de la même manière, dans un cas comme dans l'autre. Un simple lambeau, convexe ou quadrilatère, à base postérieure ou supérieure, taillé sur le côté de la jointure et de l'os à réséquer, permet ensuite d'isoler l'os et de le couper, soit avec la scie, soit avec une tenaille incisive, quand il ne s'agit que d'enlever sa tête spongieuse.

La même opération peut être pratiquée sur les autres métacarpiens et métatarsiens. Pour cela, je conseillerais de former, sur la face dorsale de l'os, à partir de son articulation phalangienne jusqu'au niveau du point où doit être faite sa section, un lambeau quadrilatère à base latérale, comme je l'ai déjà décrit pour plusieurs articulations. L'os ensuite isolé latéralement, les ligaments coupés, les tendons portés en dehors par le déplacement de la phalange que l'on luxe en arrière, il est facile de scier l'os avec une scie à molette. Et puis on le détache de ses adhérences profondes en le soulevant avec une spatule, et on achève la division des ligaments de son articulation phalangienne.

S'il s'agissait de réséquer l'extrémité postérieure des métacarpiens et des métatarsiens, comme l'ont fait M. Roux, pour le premier métacarpien et le second métatarsien, M. Velpeau, pour le cinquième métatarsien, Textor, pour le troisième métacarpien, en emportant en même temps l'os capitatum, opération qui laissa à sa suite, dans ce dernier cas, des fistules pendant plusieurs années, on devrait employer des procédés semblables à ceux que je viens de décrire pour les extrémités antéricures, en les modifiant suivant l'étendue du désordre et l'état des parties molles.

Résection des phalanges.

Des auteurs ont dédaigné la résection des phalanges comme une opération inutile. Mais il s'en faut qu'elle soit toujours inutile. Au pouce, elle peut conserver les fonctions d'un organe important; au gros orteil, elle aurait l'avantage considérable, en laissant subsister l'extrémité de cet orteil, de couvrir et de protéger l'extrémité antérieure du métatarsien correspondant, qui ne serait pas exposé à être sans cesse une cause d'irritation dans la marche, par suite de l'action des chaussures sur cette extrémité saillante quand l'orteil a été extirpé. On conserverait ainsi les grands avantages du premier métatarsien pour servir d'appui au bord interne du pied. Je n'hésite donc pas à proclamer cette opération utile, lorsque la première phalange seulement ou une partie de cette phalange est malade. L'opération se ferait par une simple incision latérale ou un petit lambeau quadrilatère sur le côté de l'os. La résection de la phalange peut d'ailleurs être pratiquée aussi en même temps que celle de l'os qui la supporte.

CONCLUSION.

Une chose ressort pour moi évidemment du travail de recherches auquel je me suis livré, c'est que les succès obtenus par la méthode des résections ont été généralement publiés, tandis que beaucoup de revers sont restés inconnus. Si nous compulsons les journaux, les recueils où s'enregistrent chaque jour les faits intéressants, nous trouverons sur les résections beaucoup de faits curieux et dont les résultats sont propres à nous séduire. Mais si nous examinons en particulier les résultats fournis par la pratique d'hommes véridiques, qui disent leurs insuccès comme leurs triomphes, et qui, empressés à seconder les progrès de l'art, ne cachent pas la lumière sous le boisseau ; par la pratique d'hommes dont l'habileté est connue, qui ont fait, d'ailleurs, beaucoup de résections, et qui ont, par conséquent, une grande expérience de ces opérations ; si nous réunissons en faisceau les résultats divers qu'ils ont obtenus, nous serons conduits à tirer des conclusions beaucoup moins favorables à ces opérations. Ainsi, pour prendre un exemple, j'emprunterai au travail du docteur Grenet, que j'ai déjà cité, le résumé suivant.

« Dans le cours des quatre dernières années, vingt résections ont été pratiquées à l'hôpital général de Hambourg par le docteur Fricke. Trois fois l'opération fut pratiquée sur le genou (une seule fois avec succès), une fois sur la partie moyenne de l'humérus, une fois sur les condyles de cet os, deux fois sur le coude, une fois sur les deux os de l'avant-bras, une fois sur la clavicule. La résection d'une partie de la mâchoire inférieure fut pratiquée deux fois; enfin, on eut recours une fois à celle d'une partie de la troisième côte. Toutes les autres opérations furent faites sur les os de la main et du pied. Sur vingt opérés, six moururent, douze guérirent, un autre sortit de l'hôpital avant sa guérison complète; enfin un dernier malade se trouve encore dans le service, et ne laisse aucun espoir » (*Arch. gén. de méd.*, 1837, t. III, p. 187).

Voilà des faits précis. Défalquons de ces vingt opérations celles qui furent faites sur la main et le pied, et dont aucune n'entraîna d'accidents graves, nous réduirons ainsi le nombre des résections de quelque importance à douze. Et encore sur ces douze cas, il y en a un de résection de la clavicule, qui est une opération généralement heureuse, que M. Roux, par exemple, a pratiquée deux fois avec un complet succès. Il y en a deux autres de résections partielles de la mâchoire inférieure; et puis enfin des résections diverses, par leur gravité comme par le lieu où elles avaient été pratiquées. N'importe, réunissons ces douze opérations; quelle en a été la conséquence? sept morts.

Mais ces résultats, peut-on dire, ont été obtenus dans un grand hôpital, où les chances par cela même étaient beaucoup plus fâcheuses : c'est vrai, et l'on pourrait invoquer la même circonstance pour expli-

quer d'autres faits du même genre. Il n'en résulte pas
moins cependant que les résections sont des opérations
fort graves quand elles sont pratiquées sur des articulations importantes. Quoi qu'il en soit, en présence
de résultats discordants, d'éléments incertains, infi-
dèles, comment pourrait-on arriver à des conclusions
assurées ? En 1812, M. Roux, qui a tant contribué à
fixer l'attention des chirurgiens sur ce sujet, en appe-
lait à l'avenir pour éclairer cette voie nouvelle trop
récemment et imparfaitement explorée. Depuis lors
les faits se sont multipliés, et cependant je suis obligé
de faire aussi un appel à l'avenir. Toutefois, il est
quelques points de la question sur lesquels nous
avons déjà des données plus précises.

Ainsi, dans les cas de luxation compliquée de plaie
aux articulations, il n'est pas douteux que la méthode
des résections offre parfois de grands avantages. Ainsi,
on ne devra plus, dans ces cas, recourir aux amputations qui exposent les blessés à plus de danger, et les
privent d'un membre; on ne devra plus s'efforcer,
par de violentes et dangereuses manœuvres, d'obtenir
une réduction qui ne fait souvent alors qu'accroître les
accidents et les périls; on ne devra plus laisser l'os
saillant hors de la plaie, attendre son élimination par
la nécrose, et abandonner ainsi les blessés à toutes
les chances funestes et à toutes les douleurs d'une
pareille situation.

Dans les fractures également compliquées de plaies
articulaires, et existant avec un notable désordre dans
les os, dans celles qui intéressent les extrémités arti-

culaires, et ne présentent pas les conditions d'une réunion possible, ou qui ne se sont pas réunies, on pourra avec avantage appliquer la résection, au moins dans un certain nombre des jointures importantes de nos membres; ainsi, pour le poignet, pour le coude, pour l'épaule, même pour l'article tibio-tarsien, la résection paraît être clairement indiquée de préférence à l'amputation. Peut-être, dans des circonstances extrêmes, pourrait-elle être appliquée à la tête du fémur. Quant au genou, dans l'état actuel de la science, il semble plutôt réclamer l'amputation.

Dans les plaies d'armes à feu, les conditions sont-elles les mêmes, la résection offre-t-elle généralement des avantages ? Je pense, comme M. J. Cloquet (*Dict. de méd.* en 21 vol.), qu'elle est susceptible, dans ces cas, d'une fréquente application. Cependant, je désirerais trouver plus de précision dans les faits indiqués à cet égard.

Dans les affections organiques de certains os, comme la mâchoire, la clavicule, la résection trouve des applications certaines et très-avantageuses. Aux membres, on ne peut guère y avoir recours, pour de pareilles maladies, que dans de très-rares circonstances.

Dans la carie, si la maladie provient d'une cause externe, la résection offrira de grands avantages pour les petites articulations des phalanges et des os avec lesquels celles-ci s'articulent; et, quelle que soit la cause du mal, elle y devra toujours être employée de préférence à l'amputation, quand l'une des deux sera nécessaire.

Pour le genou, au contraire, comme pour la hanche, elle paraît devoir être en tous cas rejetée. A l'épaule, dans les caries de cause externe, la résection sera une ressource fort avantageuse dans les cas où il faudrait recourir à une opération. Elle me paraît pouvoir être une ressource utile pour le coude ; peut-être aussi pour le poignet et le cou-de-pied, et enfin pour les articulations carpo-métacarpiennes et tarso-métatarsiennes. Mais toutes les fois que la carie sera de nature scrofuleuse, les avantages de la résection seront, je crois, très-problématiques pour ces diverses jointures, si ce n'est pour l'articulation scapulo-humérale, où elle ne doit toujours être employée, d'ailleurs, que dans le cas de nécessité évidente d'une opération. Pour les autres jointures que je viens d'indiquer, je ne puis émettre que des doutes, surtout pour celle de la jambe avec le pied, où la résection me paraît davantage devoir être exclue dans les caries scrofuleuses.

D'ailleurs, je répéterai que, dans cette dernière maladie principalement, on ne doit recourir à l'opération que quand la vie paraît très-gravement et immédiatement compromise, et qu'il n'est pas possible d'attendre davantage.

Historique des résections articulaires.

Quelques auteurs, Jœger en particulier, ont voulu faire remonter jusqu'à Hippocrate l'idée d'emporter les extrémités articulaires malades; c'est une erreur. J'ai vainement parcouru les traités *de Fracturis* et *de Articulis*, et enfin le *Mochlique*, pour y trouver le précepte dont il s'agit. Hippocrate répète à satiété que quand, dans les luxations compliquées, les os sont saillants, il faut les laisser dans leur position, et ne pas s'exposer, par des efforts inutiles, à de graves accidents. Toutefois, s'il s'agit d'une petite articulation, il conseille de réduire avec des leviers; et dans le *Mochlique* (*Hippocr. op.*, éd. de Haller, t. I, p. 430), il dit que quand il y a des obstacles à la réduction, il faut les couper, *impedimenta præcidenda*. Il est clair qu'il s'agit ici des parties molles, car pour les parties osseuses, il a eu soin de dire qu'elles s'exfoliaient et tombaient au bout de quelques semaines. Il n'a donc pu avoir l'idée de prévenir cet accident par une section artificielle.

Celse, à propos de la carie, a soin de noter qu'il faut emporter tout ce qui est malade; voici le paragraphe dans lequel il traite de cette résection : « Sin « autem nigrities est, aut si caries ad alteram quoque « partem ossis transit, oportet excidi. Idem quoque in « carie ad alteram partem ossis penetrante, fieri potest. « Sed quod totum vitiatum, totum eximendum est » (Celse, t. II, lib. VIII, cap. 2).

Du temps de Celse, on emportait donc les parties osseuses malades. On sait que Galien emporta le sternum dans un cas de carie. Mais on trouve dans Paul d'Égine un précepte fort positif relativement au sujet qui nous a occupé dans cette thèse, c'est-à-dire la résection des têtes articulaires. Après avoir soigneusement décrit la manière de pratiquer la résection dans la continuité des os, dans les cas de carie, il ajoute : « Si l'extrémité de l'os prochaine à la jointure est corrompue, il la faut semblablement scier et couper ; si tout l'os est gasté, comme souvent il advient de l'os du coude, du rayon, de l'os de la grève, et autres tels, il le faut oster entièrement : mais, avenant ce mal à la boette de la hanche, ou à la tête de l'os de la cuisse, ou à quelque rouelle de l'échine, il ne faut entreprendre de l'oster à cause des prochaines jointures » (Paul d'Égine, trad. de Daléchamp, livre VI, ch. 77, p. 347 ; éd. 1610, in-4°).

Avicenne, à propos de la carie, donne le conseil formel d'enlever les parties altérées au moyen de la scie. Dans l'examen de l'os pour savoir ce qu'il faut amputer, il insiste sur l'importance de déterminer le point où commencent les adhérences ; là est, dit-il, la limite du mal (lib. IV, fen. IV, tract IV, cap. 2, t. II, p. 172; Venise, 1608). S'agit-il ici des résections dans la continuité ou la contiguïté des os, c'est ce qu'il est fort difficile de décider, d'après le peu de détails que l'on rencontre dans le texte. Toutefois, il est peut-être permis de penser que son précepte était applicable aux articulations, puisqu'il rejette l'ablation pour la

tête du fémur : « Verum, quando est os corruptum ex
« capite coxæ..., tunc fugere ab ejus curatione est » (*Id.,
ibid.*). En tous cas , de là aux enseignements si expli-
cités de Paul d'Égine il y a une grande distance. Guy
de Chauliac ne fait que répéter à peu près ce que dit
Avicenne (trait. IV, doct, I, ch. I, p. 323, trad. de Jou-
bert) ; et depuis ce moment jusque vers la fin du dernier siècle, les chirurgiens n'ont rien ajouté à ces
vagues notions.

Enfin , en 1769, White, de Manchester, lut à la Société royale de Londres l'observation dont j'ai rapporté le précis. En 1774, Vigarous présenta à l'Académie de chirurgie un mémoire sur le même sujet,
relatant une opération faite en 1767, mais qu'il n'avait
pas publiée. David, de Rouen, avait aussi fait, vers
la même époque, une semblable opération ; mais il
fut, comme Vigarous, devancé par la publication du
chirurgien anglais, auquel est resté l'honneur de l'in-
vention. Je ne rappellerai pas ici tous les travaux mo-
dernes que j'ai mis à contribution, et qui sont cités
dans le cours de mon travail.

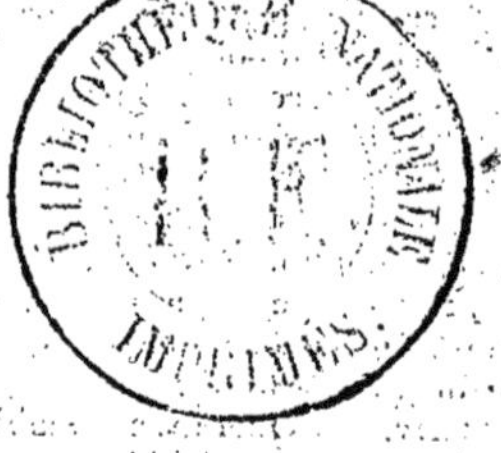

FIN.

TABLE

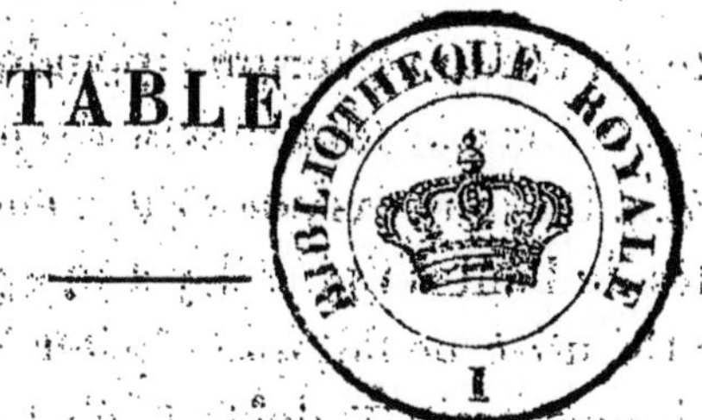